經絡　穴位　五行

醫整體芳療

精油 × 60 款對症配方，
按摩穴道，
解身體的痛

馬克·吉安
Marc J. Gian L. Ac LMT ——著

鄭百雅 ——譯

Holistic Aromatherapy

目錄

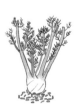
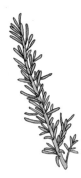

Chapter 4　適合呼吸系統的精油

Chapter 5　幫助消化的精油

Chapter 6　緩解肌肉疼痛的精油

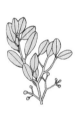

Chapter 7　放鬆身心的精油

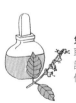

前言

　　芳香療法是用精油療癒並平衡身心的一種做法。當人們嗅聞精油的香氣，療癒便就此發生。近年來，越來越多人期望透過天然的方式調整自己的健康情況，也因此，芳香療法成為一種相當受到人們歡迎的選擇。消費者很容易能從市面上買到精油，許多資料也都證實，精油能對個人健康帶來很大的益處——無論是緩解一般感冒症狀，或是消除肌肉疼痛，都只是精油諸多功效的一部分而已。

　　中國醫學是一門擁有三千年歷史的療癒學問，不僅能處理、預防各種病症，還可以安定心靈與情緒。剛入門的芳療

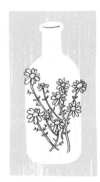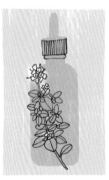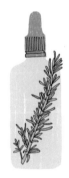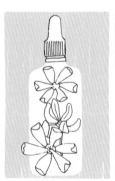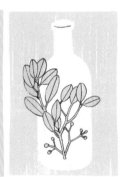

新手，可以透過這幾經前人驗證的古老中醫智慧，來進一步理解精油的用法，並增強精油的療癒效果。當我們用中醫理論為基礎，結合芳香療法的使用，將在促進身心平衡的療癒過程中，迸發出強大的加乘火花。這兩種療法都有能力同時處理身心情況，幫助我們連結到最深、最真實的自性本質。

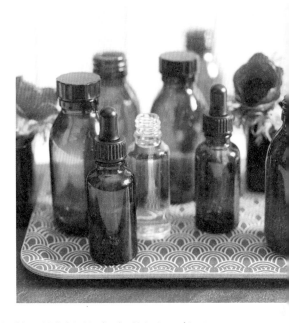

　　精油的來源植物來自世界各地。舉例來說，胡椒薄荷產於美國華盛頓州；羅馬洋甘菊和德國洋甘菊來自英國；真正薰衣草產於法國；佛手柑來自義大利；芳香羅文莎葉和依蘭來自馬達加斯加島；茶樹和尤加利則來自澳洲。每一種精油都有自己獨特的性格與特色，或者從中醫的角度來說，是擁有自己的精神（spirit）。從中醫角度用精油，其中的美妙之處，就在於每一種精油都可以對應到具體的穴位（請參見本書第 20 頁），當我們在對應的穴位使用精油，將使得療癒效果大大加強。

　　過去十多年來，已經有越來越多中醫實踐者透過精油與精油的香氣，來增加中醫臨床治療效果、改善身心狀態；這

樣的做法不僅有穩定成長的趨勢，人們也越加投入其中、為之著迷。舉凡針灸、推拿（穴道按摩）、中藥、飲食養生法、氣功和太極，以上任何一門中醫治療學問，都需要好幾年的時間才能學成。然而，任何一個新手，都可以透過芳香療法和基礎的按摩手法，達到安全又有效的療癒成果。

　　中醫看待疾病時，總是從全人的角度去思考——不只是著眼疾病本身，也不只是關注病灶發生的身體部位，也就是說，治療判斷的重點包括整個身體、情緒傾向、生活習慣和外在環境因素。同樣地，在了解精油時，去探究它的來源產地、植株型態、生長習慣，以及當然必不可少的植物香氣，都能幫助我們更進一步了解每一支精油獨特的作用功效，以及實際的運用方法。

　　中醫將人的身體視為是整個宏觀宇宙的微小縮影——也就是說，人本身就是包含著天地整體的一部分。身體有如容器，承載著我們的過去，也影響著我們的每一個當下。這樣的說法在自然界也同樣適用，我們可以從精油的來源植物得到應證：植物通常會承襲來自自然棲息地的能量，也就是氣（參見本書第15頁），並為生長的土地帶來實際上的平衡。舉例來說，迷迭香通常會自然生長在海邊，協助平衡潮濕的環境情況。事實上，迷迭香精油的主要功能之一，就是能運化濕氣（見本書第50頁），處理身體和心靈上的沉重感。真正薰衣草是另一個很好的例子。薰衣草長在高海拔地區，

因此很適合用來處理上半身的問題。真正薰衣草特別適合用來促進胸腔之氣的循環，並且可以幫助心放鬆下來。

看到這裡，你希望能得到讓身心靈狀態更上一層樓的工具嗎？如果答案是肯定的，那麼就請準備好，跟著我一起進入精油和芳香療法的療癒之旅吧！

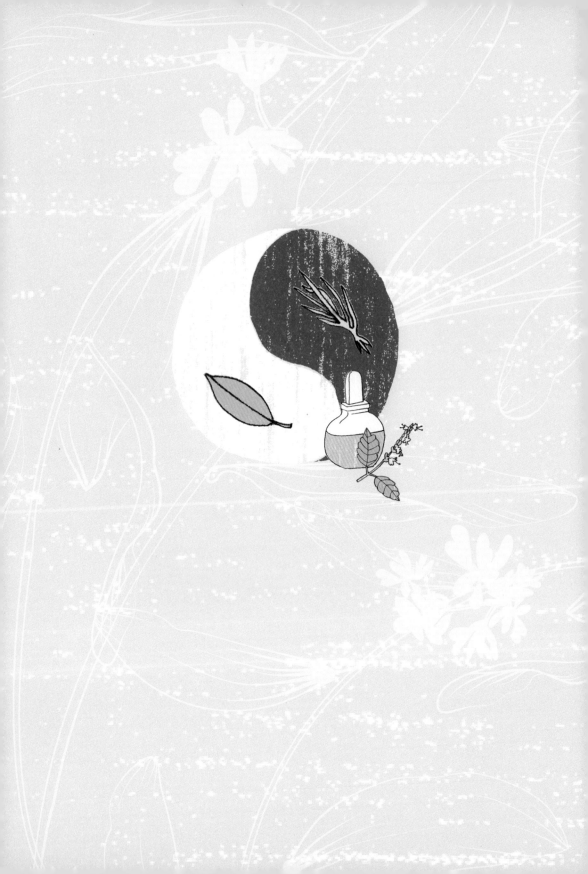

Part 1

結合芳香療法 &
中醫理論

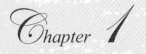

中醫基礎理論

想想透過傳統中醫的角度來使用精油，就必須先對中醫看待人體生理學的基本觀點和常見的用語有所認識。雖然不需要研究得多麼精深透徹，但諸如陰、陽、氣、血、經絡、穴位，以及精和神的概念，都是非常必要的基礎知識。

我深深希望，這些來自中醫的觀點，不只是幫助你透過另一個角度使用精油，或進一步了解中醫的精深奧妙而已，更重要的是，希望這些觀點能幫助你發展出一種全人整體的思考角度與療癒方式，進而活出更有意義的人生。

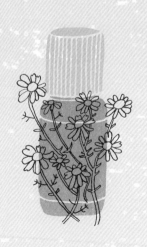

陰與陽

陰與陽是構成中醫理論的基礎概念，天地間的萬事萬物，都可以透過陰陽來分類。陰與陽在本質上是對立的兩極，卻不能少了任何一方單獨存在。陰陽構成了整體。它們相互矛盾，卻又密不可分，一般來說，陰象徵黑暗，而陽代表光明。太陽與月亮、日與夜、男性和女性，都是陰與陽顯著的例證。

如果細看象徵陰陽的太極符號，你會發現，陽裡面有一點陰，陰裡面也有一點陽。這凸顯了陰陽之間相互依存的特性，也表示，沒有什麼是真正分離的。舉例來說，在一天的日月軌跡中，陽氣最盛的時間在中午十二點，而隨著時間慢慢過去，會逐漸轉換到陰氣最盛的午夜十二點。

如果用陰陽觀點來看身體，在本質上，背部和脊椎屬陽。相較於柔軟脆弱、更偏陰性的腹部，背部和脊椎更加硬實，也更有保護能力。頭部也是陽性的，堅硬的頭骨能提供保護，而柔軟的腳底則屬陰。

精油也可以分為陰性與陽性。萃取自葉片的精油，例如迷迭香、肉桂葉，是更偏陽性的精油；而來自根部和樹脂的精油，例如岩蘭草與沒藥，則是更偏陰性的精油。

陰陽論的五個重要概念

1. 萬物皆有陰陽之分。
2. 陰與陽為對立的兩極。
3. 陰與陽可以被區分開來。
4. 陰與陽相互依存、密不可分（不可能只有陽，也不可能只有陰）。
5. 陰與陽可以互相平衡及制衡。

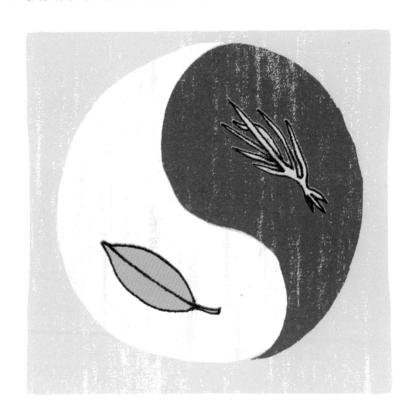

陰陽特性比較表

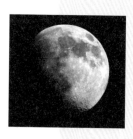
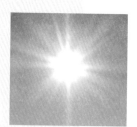

陰	陽
地	天
冷	熱
月亮	太陽
冬天	夏天
夜晚	白天
接收	給予
柔軟	堅硬
黑暗	光明
女性化	男性化
被動	主動
水	火
休息	回應
內部	外部
緩慢	迅速
血	氣
前	後
下方	上方
身體前部	身體背部
腳部	頭部
手臂內側（手心面）	手臂外側（手背面）
下半身	上半身

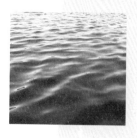
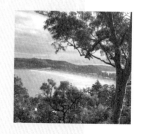
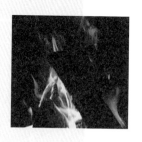

重點提示

陰與陽在本質上是對立的兩極，

卻不能少了任何一方單獨存在。

氣

　　氣是我們的力量，它有帶電和積極、啟動的本質。「氣」這個字，通常被解讀為「生命力」，不過這並不能完整說明它的概念。氣是一種交流與交換，透過這樣的過程，使我們能立足並探索這個世界。氣支持著所有的身體功能，以及生理和心理活動。氣是一個難以定義的概念，從它的功能作用，會比較容易理解和掌握。氣有四個主要的功能，分別是：推動、溫煦、固攝和防禦。

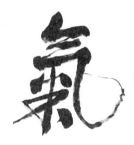

氣是生命力，也是動力的來源。

推動

　　氣屬陽，因為它有推動的作用，包括能促進消化和生長。也就是說，氣就是我們的生命力，也是動力的來源。一個健康的人，體內的氣會循經絡運行（見第16頁），並且幫助血的生成（見第15頁）。

　　當氣出現凝滯、淤堵，就會產生不平衡，這樣的現象就叫做氣滯。一般氣滯的症狀包括便祕、胃酸逆流、身體柔軟

度不佳、肌肉疼痛、水腫、頭痛、憂鬱症、易怒和挫折感等等。治療氣滯的方法，就是促進氣的流動。有許多精油都可以為不同的氣滯現象帶來舒緩。舉例來說，檸檬香茅是最適合用來處理髖部疼痛的精油，這樣的疼痛有可能衍生到膽經和後腿膀胱經的部分。嗅聞真正薰衣草的香氣，或者在對應的穴位塗擦真正薰衣草精油，可以舒緩挫折和易怒的感覺，也能使肝經的氣更加流動起來。

體內的氣如果不足，就會演變成氣虛或缺乏活力的情況。氣虛的主要症狀包括：經常感冒、疲憊倦怠、肌肉虛弱、自汗、便溏、性慾低落、腰痛、暈眩、面色蒼白、寡言少語、食慾低落等。要處理這些症狀，主要從滋補（強化、生營）的功能下手。找到氣虛的經絡，能帶領我們用到對症的精油。舉例來說，如果肺氣不足，可以用芳香羅文莎葉來滋補肺部；如果腎氣不足，尤其當出現腰痛的症狀，可以用歐洲赤松來激勵腎氣、緩解疼痛。

溫煦

溫煦是氣的另一個作用。臟腑和經絡要正常運作，溫度是不可或缺的必要因素。適當足量的氣，加上溫暖、正常運行的腎臟，可以支持脾胃將後天之氣（見第 29 頁）運化為血。然而，通常要是身體溫度不夠，就會出現氣虛的情況——氣虛是一種氣不足的表現，也就是身體沒有足夠的氣來維持正常運行。

氣虛的情況經常出現在脾臟。主要的症狀包括：困倦、

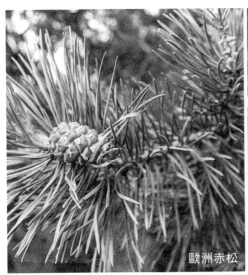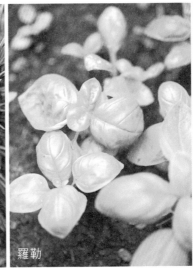

歐洲赤松　羅勒

肌肉虛弱和便溏。可以滋補脾臟的精油包括迷迭香、甜茴香和羅勒。

固攝

　　氣也可以在身體中，發揮鞏固和涵納、統攝的作用。氣的固攝功能可以幫助留持身體內的液體，因此不至於排漏出去。例如肺氣能控制發汗、脾氣使血液留在血管中，而腎氣則鞏固尿液和精液，這些都是身體的氣能留持或涵納體液的常見例子。當氣不再能發揮固攝的功能，就表示有精氣不足或陽氣不足的現象。

　　當氣的固攝功能失調，就可能會出現自汗、容易瘀傷、頻尿、早洩等症狀。當我們需要提升、加強體內氣的運作時，迷迭香是最佳首選精油。

防禦

　　衛氣（行防禦功能的氣）被認為是人體的保護層，根據中醫的說法，這層保護層就位在皮膚和肌肉之間。不過，如果就中醫的概念加以延伸，從能量療癒的角度來看，在我們身體的外圍也有一層保護層，能保護我們不受外在世界的病原體干擾。舉例來說，經常感冒就是一種衛氣虛弱的表現。除此之外，從整體療癒的觀點來看，強化衛氣也可以幫助我們創造出良好的個人界限，保護我們不受有害事物的影響，尤其是人際關係方面的侵擾。絲柏是支持衛氣的極佳用油。

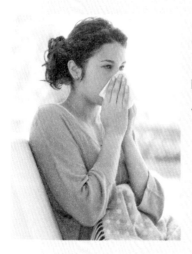

外感病因

　　外感病因有可能影響**衛氣**（衛氣是所有的氣當中，位於身體最外層的一種），造成常見的感冒及皮膚和肌肉的疑難雜症等。

- **「解表」**是處理一般性感冒常見的做法（或是根據中醫的說法，就是風熱或風寒）。
- **「固表」**則是讓身體界限更強壯、更牢固的做法，藉以讓外在的病原體不會因身體虛弱而有機可乘。

血

血和氣，就像陰與陽一樣，是密不可分的關係：氣能生血，血能養氣。

血來自後天之氣。脾胃將食物運化為後天之氣，接著傳送到肺部，轉化為血；而後透過心臟循環，血液流到全身，提供身體所需的滋養。

我們每天遭遇的一切，會穿過衛氣的層級，進入到營氣的層級（見第 38 頁），因此，我們的所有經驗，都會在氣生血的轉化過程中，扮演著某種角色。當你能以欣賞讚嘆的角度，去看待後天之氣、外在環境、個人經驗和情緒之間的關係，就能更加瞭解這些因素在血液生成過程中扮演的角色，也將更清楚個人經驗和情緒是如何影響心臟與循環。

人的身體因血而獲得滋養。我們可以把身體視為一個容器，從中能看出我們的一切經歷。血液透過幫浦般的心臟被泵打至全身，因此對於我們日常生活中的所有決定，都是不可或缺的必要存在，無論這些決定是進一步滋養我們，或是帶來衝突。

《黃帝內經：素問》是中醫的立論經典，其中記載了黃帝和針灸師岐伯的對話語錄，大約完成於西元前 240 年。當中就曾提到：「肝受血而能視，足受血而能步，掌受血而能握，指受血而能攝……」

血和氣有著直接的關係。氣虛（見第 16 頁）會影響到血，血滯也通常會伴隨氣滯。

經絡與穴道

　　經絡是人體輸送氣血、調節陰陽、抵禦外邪的通道，經絡也能反映病人的病症及徵兆、傳遞被針灸刺激的感知，並調節體內過盛和不足的情況。

　　關於經絡，最經典的中醫典籍是大約完成在西元 1 世紀的《黃帝八十一難經》，其中提到：「經脈者，行血氣，通陰陽，以榮於身者也。」也就是說，身體的所有部位，都能透過經脈被整合起來，形成一個完整的整體。

　　穴道是經脈上的指壓點、穴位點（也叫做能量點）。穴道是人體身上的「能量中樞」，可以用來促進身體的自然療癒力。科學已證實，人體有可被測量的電流通過。而其中，電流最活躍的點，和目前已知的穴道位置相當接近。人體全身上下分布著將近 361 個主要的穴道，除此之外，還有許多次要的穴道存在。

　　每一個穴道都有具體的功能，而這些功能可以結合精油來使用。當我們在這些能量中樞使用精油，就相當於將自己導向一種更新、更健康的生活方式。我們選擇在哪些經絡和穴道上工作，會決定身體的哪個方面被療癒。在我教授針灸師訓練課程時，我總是告訴學生們，針是沒有自己的個性或功能的；針灸的效果是仰賴針灸師的氣，以及客戶的適應程度。因此，許多時候，單純使用精油會比針灸更加合適。

人體的十二條主要經絡

人體有十二條主要經絡，氣在經絡當中不斷循環、獲致平衡。每一條經絡都對應一個特定的臟腑和陰陽屬性。陰經（肺經、心包經、心經、脾經、肝經和腎經）位在四肢內側，以及胸腹部。陽經（大腸經、三焦經、小腸經、膀胱經、膽經和胃經），則位在四肢外側，以及背部、臀部與髖部。這十二條主要經絡均以成對的方式，對稱於身體兩側。

我們可以透過身體表面的氣，觸及這十二條主要經絡。由於經絡循行方向是從身體末端行向軀幹，人們認為，氣會沿著經絡深入身體內部，直到對應的臟腑。因此，每一條經絡，都會直接連結到對應的臟腑器官。

所有的經絡都是以手指或腳趾的尖端為起點或終點，這也是不同經絡之間連結的點。人們認為，肺主氣，因此氣是從腹部開始，沿肺經運行。接著會來到大腸經，然後分別去到胃經、脾經、心經、小腸經、膀胱經、腎經、心包經、三焦經、膽經，最後透過肝經完成一整個循環，而後再一次從肺經開始。如果仔細查看上述每一條經絡的終點，和下一條經絡的起點，會發現它們的位置相當接近，因此氣可以輕易地轉換到不同的經絡來運行。

經絡是人體輸送氣血的通道，穴道是人體身上的「能量中樞」，可以用來促進身體的自然療癒力。

主要經絡圖

經絡名稱	英文縮寫
肺經	LU
脾經	SP
小腸經	SI
腎經	KD
肝經	LV
督脈	DU
任脈	RN

接下來的人體圖中，盡可能標示了每條經絡的起始點和終點。有些穴位因為角度的關係，無法透過這樣的方式呈現出來。

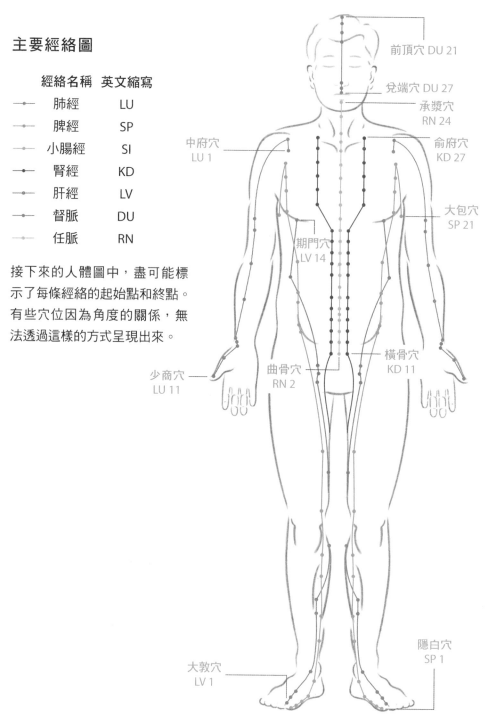

前頂穴 DU 21

兌端穴 DU 27

承漿穴 RN 24

中府穴 LU 1

俞府穴 KD 27

大包穴 SP 21

期門穴 LV 14

橫骨穴 KD 11

少商穴 LU 11

曲骨穴 RN 2

隱白穴 SP 1

大敦穴 LV 1

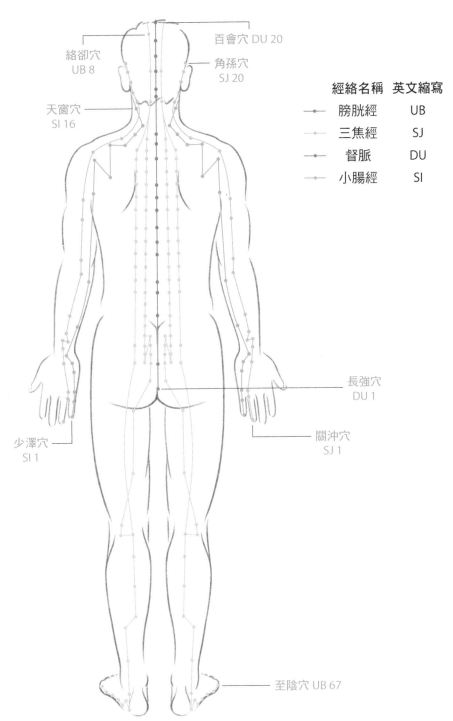

絡卻穴
UB 8

百會穴 DU 20

角孫穴
SJ 20

天窗穴
SI 16

經絡名稱	英文縮寫
膀胱經	UB
三焦經	SJ
督脈	DU
小腸經	SI

長強穴
DU 1

少澤穴
SI 1

關沖穴
SJ 1

至陰穴 UB 67

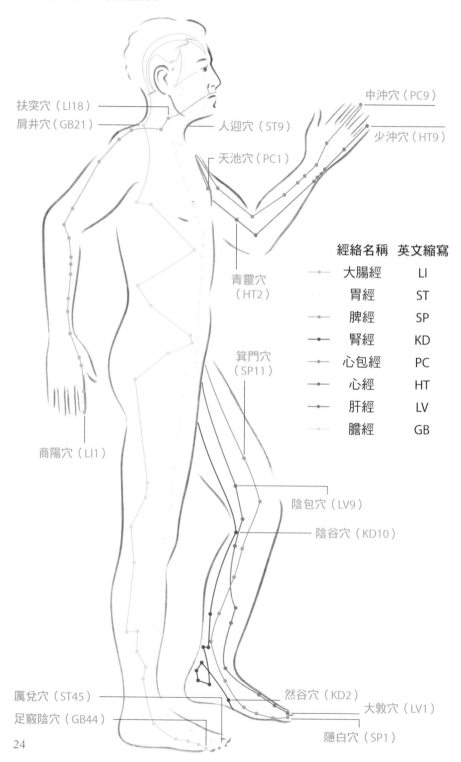

扶突穴（LI18）
肩井穴（GB21）
人迎穴（ST9）
中沖穴（PC9）
少沖穴（HT9）
天池穴（PC1）
青靈穴（HT2）
箕門穴（SP11）
商陽穴（LI1）
陰包穴（LV9）
陰谷穴（KD10）
厲兌穴（ST45）
足竅陰穴（GB44）
然谷穴（KD2）
大敦穴（LV1）
隱白穴（SP1）

經絡名稱	英文縮寫
大腸經	LI
胃經	ST
脾經	SP
腎經	KD
心包經	PC
心經	HT
肝經	LV
膽經	GB

經絡名稱	英文縮寫		經絡名稱	英文縮寫
大腸經	LI		三焦經	SJ
胃經	ST		膽經	GB
小腸經	SI		督脈	DU
膀胱經	UB		任脈	RN

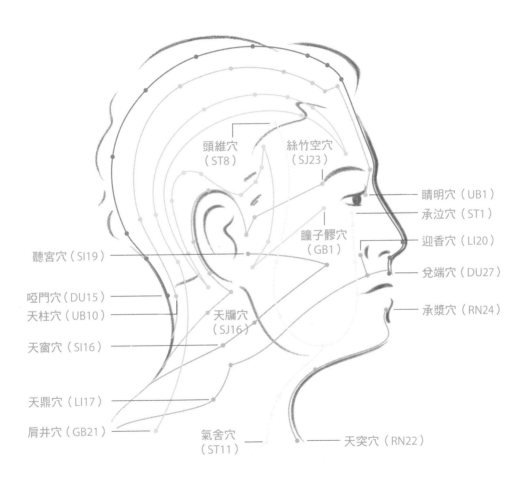

頭維穴（ST8）　絲竹空穴（SJ23）

晴明穴（UB1）

承泣穴（ST1）

瞳子髎穴（GB1）

迎香穴（LI20）

聽宮穴（SI19）

兌端穴（DU27）

啞門穴（DU15）

天柱穴（UB10）

天牖穴（SJ16）

承漿穴（RN24）

天窗穴（SI16）

天鼎穴（LI17）

肩井穴（GB21）　氣舍穴（ST11）　天突穴（RN22）

十二皮部

十二皮部是十二個肌膚表皮上的區域，分別代表十二條主要經脈；十二皮部上沒有穴位點。皮部負責保護體內環境，不受外在的侵擾。十二個皮部固攝衛氣（見第 18 頁），在解表時扮演著重要角色。

十二經筋

十二經筋負責衛氣的循環，並且能強化關節。十二經筋上沒有穴位點，分布範圍比主要經脈更廣，因為他們各自對應十二條主要經脈的肌肉、肌腱和韌帶部位。十二經筋主要會在處理肌肉骨骼問題時使用到。當我們在身體上運用按摩技巧時，通常會結合十二經筋來進行。

奇經八脈

人體中還有八條奇經八脈，相當於是氣的儲藏地。我們可以透過這八條經脈連結到十二條主要經脈，但奇經八脈和十二條主要經脈彼此並沒有關聯。李時珍對奇經八脈的研究中提到：「人之氣血常行於十二經脈，其諸經滿溢，則流入奇經焉。」奇經八脈保存滿溢的氣，於內可以溫暖臟腑，於外則灌溉皮膚和肌肉之間的空隙。根據我們的使用目的，在本書中會用到的奇經八脈是任脈與督脈。

十二經別

　　十二經別能強化陰性臟腑、陰性經脈，以及陽性臟腑和陽性經脈之間的關係。它們能對身體上未被十二條主要經脈覆蓋到的部分進行整合，同時成為身體抵禦邪氣的第二道防線。十二經別會經過臉部。

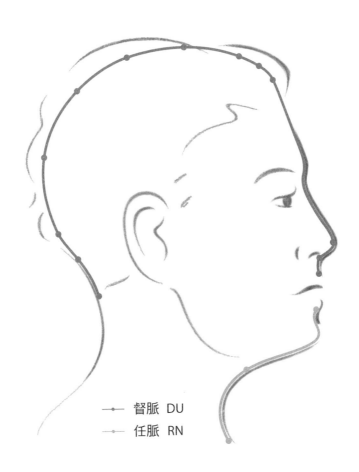

—●— 督脈 DU
—●— 任脈 RN

精

　　精是身體能量的儲藏地。這些能量使身體能夠成長，並且從胚胎逐漸發展成人，也讓器官可以維持正常運作，讓人有傳宗接代的生殖能力。人體的一切作為和經驗，都是因為有精，才能完成。

　　精是從祖系傳承而來。在母親懷孕的那一刻，父親和母親的精，各自透過精子和卵子結合在一起。一旦卵子受精，這相互結合的能量火花將觸發急速的進展。我們帶著這儲存在身上的精來到人間，而我們身上的藏精庫，會因為自己的經驗、選擇、試煉和創傷而被滋養或損耗。

　　精位於身體的深處，它沿著主要經絡和經絡的細小分支，遊走於器官和組織之間。當我們用體內的精來支持身體活動（包括有意識或無意識的活動）、集中思緒、變換情緒，精就會浮現到身體表層，更活躍地展現出它的本質。這是一種帶電的能量反應，也就是氣。因此，我們可以看到腸道運動時有氣、心臟跳動時有氣，神經反應時會有電流湧現；而氣還會支持我們的意識、頭腦清晰度和情緒樣貌。當我們的藏精庫存量飽滿，精就能去到身體每一個部位的組織，充分支持所有的人體活動。然而，如果精氣衰弱，那麼人體的成長和功能運作就會窒礙難行。

　　人體的精又分為三種：先天之精、後天之精，以及腎精。

先天之精與先天之氣

先天之精來自我們的父母，是一種滋養的能量來源。精子與卵子結合的那一刻，最重要的能量源頭也因此形成，那是來自父親和母親，以及整個父系和母系的能量泉源。這個先天之精最初的火花，不僅能在整個孕期過程中滋養胚胎，也提供後續人生過程中，身體成長和正常運作所需要的所有能量。因此，我們每一個人都是帶著滿滿的能量資源來到這個世界上，也應當以平衡的方式生活，而不是過度耗損自己的精。

一旦卵子受精完成，這個新結合的受精卵，就會開始生長、分化。最先分裂出來的兩個細胞，會形成任脈與督脈（請見 27 頁圖示）。這是我們體內陰和陽最深的兩個庫藏點。當胎兒繼續長大，其他經絡系統也會逐一形成。一旦經絡系統更加完善發展，擴展到身體的各個不同部位及層級，先天之精就會開始流入經絡系統，並為接下來的成長注入養分。

流注在經絡之間的先天之精，就是所謂的先天之氣。雖然人體中的氣分為許多種，並且各自有不同的作用，但只要是氣，都是身體中活躍、動態的能量。從中國象形文字來看，氣這個字，是熱飯上面飄升的蒸氣。實際具有形體的食物，象徵著物質層面，而蒸氣則是食物中看不見的養分，也代表米飯活躍、能動的層面。先天之精是我們所有人都擁有，並用以維持生命運作的滋養之物，而先天之氣，就是當這滋養之物在經絡間流竄時，從中飄升的帶電「蒸氣」。

先天之氣和我們的父母及祖系有非常大的關係，因此，家族遺傳的疾病與行為模式，都會影響到先天之氣。先天之氣也和靈魂有關，它決定了我們的體質，以及此生需面對的生命課題。

先天之氣的能量無法被替代，但可以透過適當使用後天之氣（見下方說明）來保護和保存。這一切和個人的飲食、環境、運動、氣功、工作狀況，以及適當的性生活有關。

後天之精與後天之氣

雖然先天之精是每個人與生俱來的所有物，但我們依然有責任要好好維護這個恩賜，讓它能持續滋長。我們對於生活方式的選擇，包括食物、活動、情緒壓力源等等，都會決定體內的精是滋養增生，或是削弱耗損。出生後，我們為自己的藏精庫所增添的精，就叫做後天之精。

在十二條主要經絡中循行的後天之精，就叫做後天之氣。再回到「氣」這個象形文字的例子，支持身體以健康能量運行的基礎，就是精良的飲食。我們吃進身體的食物，會經過有效的處理，將其中可運用的養分萃取出來。我們就是透過這樣的方式，持續地在體內創造後天之精，進而讓更多後天之氣流入身體各個部分。

如果我們的生活習慣不佳，或是我們承受巨大的壓力、創傷，或有上癮的行為，都會耗損體內儲藏的精。在這樣的情況下，身體不但無法有效創造後天之精，還持續需索著能量，因此，便只能提取體內儲藏的先天之精。這樣的「過度

耗損」，可能使身體某些部位的功能低落不振，進而造成生長發育遲緩、早衰、不孕，或是出現骨骼、神經系統與腦功能等方面的問題。

後天之氣也可能來自我們從外在環境習得的經驗（例如關係、工作，或我們從媒體接收到的內容），這些經驗會從衛氣轉移到營氣的層級（見第 38 頁）。不過，後天之氣通常和個人的生活習慣和選擇關係比較大。透過嗅聞某些精油，可以令人很快地轉變思想模式，幫助我們做出更有益健康的選擇。

―――― 重點提示 ――――

精是飽含身體能量的儲藏地。
這些能量使身體能夠成長，並且從胚胎逐漸發展為成人，
也讓器官可以維持正常運作，
讓人有傳宗接代的生殖能力。

脾和胃能將後天之氣轉化為養分和氣。這個運化的過程，不只需要借助脾胃之力，還需要用到腎的暖身功能。簡單來說，腎氣可以支持身體所有的功能運作。能支持身體運化後天之氣的精油，是能暖身並強化脾臟與腎氣的精油，例如甜茴香、芫荽、迷迭香、肉桂（樹皮）、丁香和薑。

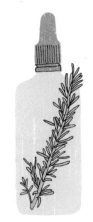

迷迭香

腎精與腎氣

腎經就是人體藏精庫的所在地（包括先天之精與後天之精）。當我們體內精氣十足，就能夠懷孕及傳宗接代。支持生殖功能的精油，都與腎經有關，這些精油既稠厚又滋養，能支持身體聚集、存藏精氣，進而能行生育，並有理想的功能表現。這些功能包括儲存先天之精，以及有效地將食物（和其他生活因素的影響）轉化為後天之精。體內的精若是豐沛，先天之氣與後天之氣，就會平均地在經絡系統中流動，進而支持身體功能。

腎經存藏精氣的位置，就是丹田。丹田的位置不限於腎臟或腎經系統，而是位在整個下腹部，肚臍以下的位置（見右圖圖例說明）。武術家、氣功練習者和其他習於運用體內能量的人士，都能透過這個沒有固定形狀的能量匯集地，創造出不可思議的表現。而芳香療法、針灸和觸療等與能量振動有關的療法，也都會在療癒時，用到丹田的藏精庫。即便沒有受過專業訓練，我們每個人在每天的日常活動中，也會為了維持正常功能、身體發育及成長，使用到丹田裡聚藏的精。

腎精是儲藏在腎臟中的精氣，其中既有先天之精，也有後天之精。它以深沉又黏稠的方式流動。腎精和生命循環有關，和生命道路的開展有關，也和骨髓的製造有關。當腎精與腎陰與腎陽結合在一起，就會形成腎氣。腎精不足的症狀包括早衰、不孕、陽痿、內裡發寒，以及性格淡漠。

精和先天之氣都和質地稠厚的精油有關，例如穗甘松、

岩蘭草與沒藥。這些精油通常
都很濃稠，有時氣味會讓人覺
得太過強烈。會感
覺這些氣味太
過強烈，是因
為先天之氣和
精都和我們的
潛意識有關。

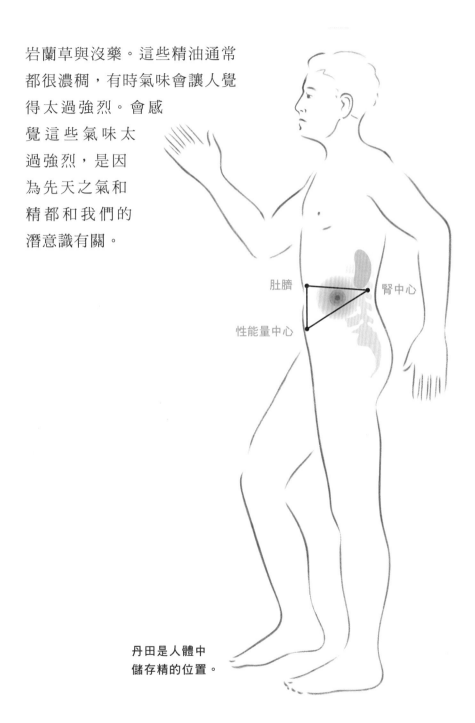

肚臍

腎中心

性能量中心

**丹田是人體中
儲存精的位置。**

神

根據我的經驗，當客戶聞到不同的香氣，他們的心情及相應的決定與行動，都會跟著有所轉變。有些香氣能令人放鬆、平靜，例如真正薰衣草與羅馬洋甘菊；有些香氣則能激起一個人的決心與自信，例如迷迭香和羅勒。從中醫的角度來看，芳香療法就是一種和人體的神有關的療法，也能對一個人的神發揮影響力。

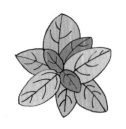

羅勒

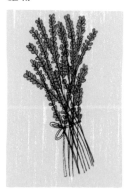

薰衣草

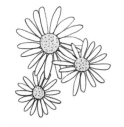

羅馬洋甘菊

神就是我們的心智，它存在於每一個人的心。從中醫的角度來看，所有疾病的根源，都來自一個人的心神。因此，當我們以芳香療法進行療癒，不僅可以處理症狀，還能同時觸碰到疾病的根源。市面上有數之不盡的心理勵志書在告訴人們，只要改變心念，就能改變處境。那麼，如果我們同時去嗅聞某些已經過科學證實，可以改變心情、提升情緒、改善身體健康的精油香氣，又會怎麼樣呢？為了更加瞭解精油的可能性，讓我們來看看它和一個人的神有什麼關係。

神是一個人的精神，或說是意識。它存在於心，也就是統御整個身體的國

王。神也是我們做出所有決定、展現個性特質背後的驅動力。我們因為什麼原因、在什麼時候、以什麼方式做出決定，都和我們的神有關。從宗教的角度來看，人生沒有意外，所有一切都是在對的地點和對的時間而發生。然而，從醫學的角度來看，我們做的一切決定，都是導致疾病的可能原因。我們選擇吃什麼樣的食物、在哪裡居住、和什麼樣的人來往，或者我們選擇不原諒誰、不原諒自己過去做出的哪些舉動……這些都是我們做出的選擇，而之所以會有這些選擇，通常是因為自己的性格帶來了相應的動機和驅動力。

心儲存著神。心臟的功能，就是推動血液在全身循環，而血涵納了我們的情緒與經驗。生病的患者經常會覺得自己想找到一個出口，或者是想找到脫離過去的方法。問題是，患者的心臟一直在循環著相同的血液和來自過去經驗的情緒，而患者的神也一直做著和過去相同的選擇。這些選擇決定了患者在自己生命中的處境，也造就了卡在原地無法前進的感覺。

重點提示

神就是我們的心智，它存在於每一個人的心。

從中醫的角度來看，

所有疾病的根源，都來自一個人的心神。

　　就像國王負責為自己的國家做出最合適的選擇和行動，我們的心智或心神也一樣，負責為我們的人生做出選擇。成為自己的君王，意味著擁有統御自身的主權，無懼外來影響，同時擁有自我覺知，明白自己來到人間所為為何，知道重要的是與自己合一，並永保真實。當一個人的神或心受到干擾，就不會做出對身體最好的選擇。因此，現在我們知道，一個人的選擇和自身的健康狀態，有無比直接的關聯。

　　當我們嗅聞精油的香氣，就相當於在喚醒、打開通往自身存在之門，同時也開始喚醒我們的靈魂，向更多新的可能性敞開。從傳統中醫的觀點來看，這麼做將能化解阻擋我們做出決策的痰液（見第 136 頁）與濕氣（見第 50 頁）。也因此，我們能用更健康、更正面的方向在人生中前行。

　　我們每一個人都在前進的道路上。而我撰寫這本書的目的，是希望書中的資訊能成為你的靈感，讓你開始著手療癒自己，並帶著一個更深刻的目的活出自己的人生：一個能讓你感覺和靈魂連結著的人生。

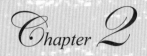

Chapter 2

從中醫觀點
為精油分類

我們可以根據傳統中醫理論的角度，用四種方式來為精油分類。當你對這些分類系統有了更進一步的了解，你將更清楚如何讓每一支精油發揮最大的效益。

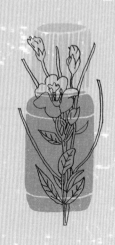

氣的三個層級

氣（意識／經驗）有三個層級，分別是衛氣、營氣與元氣。以芳香療法的用語來說，這三個層級分別可以對應到精油的三種香調，也就是：前調、中調與後調。

衛氣

衛氣和我們外顯的、最表層的意識與經驗有關。對應衛氣層級的精油，與肺和呼吸有著緊密的關係。這些精油如風一般，是揮發性最高的一群，能對發生在上半身的急性症狀帶來幫助。前調類精油包括所有從果皮萃取的精油，以及許多來自葉片的精油。常見的例子包括檸檬、甜橙、胡椒薄荷與澳洲尤加利。前調類精油通常可以用來處理一般性感冒，透過擴香或嗅聞，能立刻提升一個人的心情；或者也可以在按摩療程結束後使用，達到令人精神一振的效果。前調類精油很快揮發，通常只會存留 45 分鐘到 2 小時的時間，這些精油不會進入到陰或陽的層級。

營氣

從最外層的衛氣往裡面走，就是營氣的所在。營氣層級通常和臟腑之氣、後天之氣、血與情緒有關。對應營氣層級的精油，是能強化免疫系統、消化系統，以及支持肌肉系統的精油。這些精油是中調類精油，它們的香氣比前調類精油更為持久。這類精油包括：調理、強化肺氣最具代表性的茶

樹；支持消化最佳首選的羅馬洋甘菊；以及能幫助行氣、紓解肌肉疼痛的檸檬香茅（也是肌腱類最佳用油）。

元氣

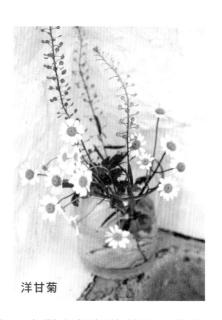

洋甘菊

三種氣的層級中，最深邃也最神秘的層級，就是元氣——源的層級。這個層級與一個人的 DNA 和潛能密切相關，也和我們的精有關。對應元氣的後調類精油，是來自樹脂、木質和根部的精油，某些也來自花朵。這些精油是質地最稠厚的精油。這類精油通常可以用來處理慢性疾病，也能幫助身體的氣往下行（使能量紮根）。元氣層級的精油和人體中最陰的面向有關，通常可以用來處理發生在夜晚的病症，例如失眠或夜裡出汗。我會建議在夜間使用這些精油，因為這能對應到它們陰的本質，並發揮最大的效用。常見的元氣類精油包括穗甘松、檀香、岩蘭草與玫瑰。

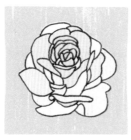

玫瑰

氣的三個層級

氣的層級	傳統芳香療法的分類	關聯	常見用途
衛氣	前調類精油	外顯的意識和經驗	感冒、改善情緒、振奮精神
營氣	中調類精油	臟腑之氣、血、情緒	免疫系統、消化系統、肌肉系統
元氣（源）	後調類精油	DNA 與個人潛能	失眠、夜間出汗、生殖系統、紮根、冥想

五行

　　另一種精油分類方式，是根據五行論。五行的五個元素分別是：木、火、土、金、水。五行論是漢朝（西元前 206 年－西元 220 年）年間發展出來的學說，我們可以用五行論來理解天地之間的多種事物的相互關係，例如星象、軍事、季節、時辰與疾病等。當我們想進一步了解或探索個人體質，五行論更是一門珍貴的知識學問。

　　每一個人天生都擁有一或兩種主要的主宰元素，這些元素能說明一個人大部分的反應方式和生活境遇。除了主宰元素之外，我們身上也會有能反映其他非主宰元素的面向。來自每一個元素的氣，會隨著季節、時辰，以及飲食和關係等外在因素而起落。我們終其一生，都需要強化自己的非主宰元素，或者去安撫或更加活出自己的主宰元素。

　　在我們體內具有最強大主宰地位的元素，決定了我們的體質，這也和我們的元氣有關。我們可以把自己的體質，想成是我們看待世界、經驗世界並做出選擇的一副眼鏡。通常，當我們開始了解構成自己體質的元素，「療癒」就已經開始了。最終，我們將更能以有意識的方式來生活，並且接受自己的樣貌。

　　根據中醫的說法，當一個人的主宰特質呈現地過多，就叫做「過盛」，而那些不夠俱足的特質，就叫做「不足」。在下方「五行：個性特質與生理疾病」表格中的精油欄位，標示為「不足」的精油是可以提振、激勵不足面向的精油，

而標示為「過盛」的精油，則可以用來將該特質轉化為其他元素。

　　從五行論的角度看待人生的好處是，它能幫助我們放下批判，讓我們帶著慈悲與接納的心，去觀察自己與他人。如果我們能明白，每一個人都帶著與生俱來的特殊體質，都需要跨越某些經歷，才能完成靈魂在這一世的生命旅程，那麼我們就會知道，每一個人其實都走在成為自己的道路上。

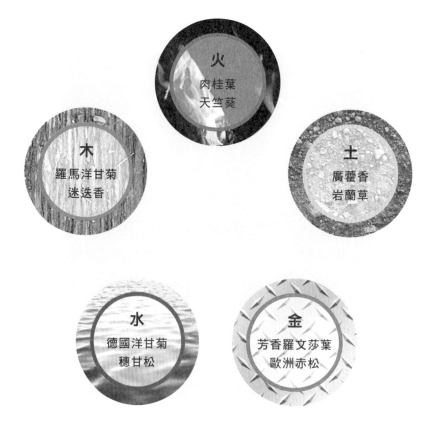

火
肉桂葉
天竺葵

木
羅馬洋甘菊
迷迭香

土
廣藿香
岩蘭草

水
德國洋甘菊
穗甘松

金
芳香羅文莎葉
歐洲赤松

這個圖示說明了五行之間的相互作用，
以及對應各個元素的精油。

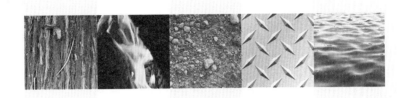

五元素的相互關係

	木	火	土	金	水
陰性臟腑和經絡	肝臟／肝經	心臟／心經；心包經	脾臟／脾經	肺臟／肺經	腎臟／腎經
陽性臟腑和經絡	膽／膽經	小腸／小腸經；三焦／三焦經	胃／胃經	大腸／大腸經	膀胱／膀胱經
季節	春天	夏天	夏末	秋天	冬天
氣候	風	暑（熱）	濕	乾燥	寒
顏色	綠色	紅色	黃色	白色	深藍色
情緒	憤怒、悔恨	過度歡樂、焦慮	擔憂、憂傷	悲傷、正直	恐懼、勇氣
聲音	喊叫	笑聲	歌聲	哭泣	呻吟
身體部位	肌腱	脈搏	肌肉	皮膚	骨頭
感官	眼	舌	口	鼻	耳
味道	酸味	苦味	甜味	辣味	鹹味

五行：個性特質與生理疾病

個性特質

木

木型人勤奮不懈、目標明確，喜歡控制、善於計畫，希望被挑戰，但經常出現挫折與憤怒的情緒。

過盛：時時需要確保自己能掌控一切、缺乏彈性、不擅於與他人合作（除非扮演領導者的角色）、當事物進展不夠快速有效，就會感到挫折。

不足：無法做計劃、判斷力不佳、畏畏縮縮、沒有自信。

火

火型人充滿靈感、魅力無窮、創意不斷。他們性格歡快，很容易興奮，點子總是很多，但執行力不足。很敏感、擅於夢想，個性熱情，有可能是社交圈中的花蝴蝶。

過盛：衝動、容易暴怒、喋喋不休、容易激動。

不足：總是做白日夢、難以表達自我；自信心低落、慾望低落；感覺自己沒有什麼能給予他人、給予世界；容易受驚嚇。

土

土型人相當聰明，在工作時非常專注，性格可靠、照顧他人、關懷他人。他們總是希望所有人和一切事物都安然無恙，因此將他人的問題攬在身上。

過盛：執著、強迫症、專制霸道。

不足：總是擔心、需索、黏著不放、渴望感覺被接納、過度關照他人、不紮根、憂傷、需要他人的同理心。

金

金型人很有條理、聰明、自律、有效率。

過盛：專制、不敏感、完美主義、非常有紀律和秩序、自私、格外乾淨整齊、防備心強、挑剔批評。

不足：憂鬱、散漫、漫不經心、難以放下、寡言少語。

水

水型人強大、充滿勇氣，內省心強、觀察敏銳，謹慎小心、細膩警覺、冷靜且深沉。

過盛：缺乏耐心，只專注在自己的產出。

不足：軟弱、膽怯、缺乏動力。

常見生理疾病	對應精油
過盛：脹氣、肋骨兩側疼痛、肌肉緊繃、偏頭痛。 **不足**：疝氣、指甲分岔、筋骨僵硬、視線模糊、情緒陰晴不定。	**過盛**：真正薰衣草、羅馬洋甘菊。 **不足**：迷迭香、檸檬香茅。
過盛：多汗、面部泛紅、感覺不紮根、容易激動、躁動不安。 **不足**：容易受驚嚇、感覺不紮根、對新事物提不起勁、表達上有障礙（例如説話結巴）、循環不良、呼吸急促、多汗。	**過盛**：天竺葵、德國洋甘菊、真正薰衣草。 **不足**：肉桂葉、香蜂草、橙花、迷迭香。
過盛：感覺飽滿、沉重，體重容易上升。 **不足**：渴望甜食、疲憊倦怠、便溏或便祕、體重增加、體重降低。	**過盛與不足**：迷迭香、廣藿香、芫荽、橙花。
過盛：鼻腔與胸腔充血阻塞、大聲且帶痰的咳嗽、便祕、感覺下腹腫脹、胸腔肌肉緊縮。 **不足**：經常感冒、自汗、氣喘、鼻塞、呼吸短促、面色蒼白、容易疲倦、便祕。	**過盛**：真正薰衣草、澳洲尤加利、藍膠尤加利。 **不足**：芳香羅文莎葉、茶樹、歐洲赤松。
過盛：不適用。 **不足**：頻尿、腸道急速蠕動、下肢水腫、感冒與腰部疼痛、膝蓋和腳踝疼痛、曾經骨折、耳鳴、性欲低落、氣喘、關節炎。	**過盛**：不適用。 **不足**：薑、歐洲赤松、絲柏、肉桂（樹皮）、雪松。

中醫系統中的療效

　　使用中藥與針灸的人，會根據中醫系統中特定的療效，來決定使用的藥材和穴位點。我們也可以用同樣的方式，來為精油的功效做分類——透過味道、溫度屬性、對應的經絡或身體系統、萃取的部位等等（見第 51 頁）。

　　本書並不鼓勵讀者內服精油，不過讀者仍然需要知道：芳香療法中使用的精油，是濃縮的藥草精華。用來萃取精油的植物，有很多也是我們會用來泡藥草茶的植物。

清熱

　　當身體出現發熱、發炎的症狀，例如患部紅腫疼痛時，就適合用清熱的方式來處理。清熱也可以用來處理失眠、憤怒、眼睛紅腫、臉部泛紅等症狀。身體的熱與陽有關，並且像火一樣有升發的特質。能清熱降火的精油包括真正薰衣草、羅馬洋甘菊與依蘭。

行氣

　　當身體出現氣滯的情況時（見第 15 頁），就需要用行氣的方式來處理。氣滯的症狀和受影響的臟腑與對應經絡有關。氣滯的例子包括身體悶痛、便祕、肌肉緊繃、長吁短嘆、情緒憂鬱，以及感覺在生命中找不到出路。簡單來說，促進行氣，就是要消除阻滯氣的障礙，這麼做能讓患者感覺

致病的外邪種類

　　中醫系統裡，有六種致病的外邪，又叫做外感。其中，風、暑、火、燥是陽邪，寒與濕則是陰邪。外感病因會影響衛氣——也就是身體最外層的氣（見第 38 頁），當這些病因沒有被消解，就會滲透到體內，造成更多傷害。

風：中醫認為，風為百病之長。風善動不居，變化無定，有可能將其他病因也帶到身體中，因此有風寒及風熱的說法。

寒：寒是最常出現在冬天的感受，當人們在寒冷的環境工作或生活，體內就會出現寒的現象。寒會導致身體緊縮，就像我們走入冰冷的戶外環境時，會自然繃緊肌肉一樣。寒也會使毛孔閉鎖起來（這是為什麼出現風寒症狀的人們不會流汗）。寒也可能導致肌肉與關節疼痛。

暑：暑是經常出現在夏天或炎熱氣候的感受。暑的主要症狀包括大量出汗、發高燒、臉色發紅，或是體液減少、便祕、小便赤黃等。和暑有關的疾病通常也伴隨著濕。

燥：燥是通常出現在秋冬和生活在乾燥地區的感受。最常見的症狀是頭髮乾澀、眼睛乾澀、嘴唇乾裂、喉嚨乾、便乾、口渴、少尿。

火：火通常影響上半身，因為火有上揚的特性，而且是一種陽邪。常見的症狀包括：臉色發紅、皮膚發紅、紅疹、多汗（而火會將汗燒乾，形成燥）、躁動不安、情緒激動。

濕：濕是一種沉重的感覺，並且會往下半身走，造成四肢沉重、消化不振、水分滯留、脹氣、腹部鼓脹、頭部昏沉，以及迷糊不清等。濕通常會在體內徘徊不去，難以消散。在西醫系統裡，濕的表現就是關節炎。濕又可以分為寒濕與暑濕。

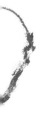

更加自由。能行氣的精油包括真正薰衣草、檸檬香茅、迷迭香與胡椒薄荷。

補氣

當身體出現氣不足的情況時，就需要用補氣的方式來治療。「滋補」這個字，指的是強化與生營。氣不足的症狀和對應的臟腑有關。主要的症狀包括：疲憊倦怠、四肢無力、發冷、便溏、自汗、性慾低下、

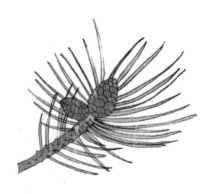

歐洲赤松

腰痛、頻尿與臉色蒼白等。能夠補氣的精油包括：芳香羅文莎葉、茶樹、橙花、迷迭香和歐洲赤松。

補陽

陽氣讓身體有能力得以運行。陽氣的特質是溫暖、有力、堅毅和轉化。陽氣不足的症狀包括腰痛、頻尿、下肢末端水腫、體重增加、發冷、肌肉無力、性欲低落、意志力薄弱、缺乏動機、肌肉發軟。能夠補陽的精油包括：薑、迷迭香和肉桂（樹皮）。

滋陰

陰就相當於是一種滋養。當體內陰氣足夠，就能平衡升發的陽。也就是說，陰能錨定陽。當體內陰氣不足，陽就失

去了錨。陰氣不足的症狀可能包括：情緒擺盪、失眠、緊張、夜裡盜汗、熱潮紅（臉部潮紅）、眼睛乾澀、皮膚乾燥、指甲乾燥等。能夠滋陰的精油包括：天竺葵、依蘭、岩蘭草與玫瑰。

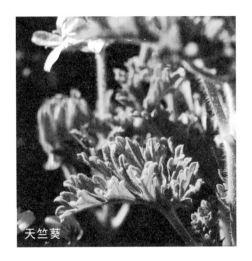
天竺葵

養血

血是滋養身體的液體，血屬陰。血不足的症狀和陰不足很類似，常見的情況包括皮膚乾燥、臉色蒼白憔悴、頭髮稀薄、情緒擺盪、失眠、手腳冰冷、過多幻想、視線模糊、眼睛乾澀等。能夠養血的精油包括：羅馬洋甘菊與胡蘿蔔籽。

活血

當身體出現血滯的情況，就要用活血的方式處理。簡單來說，血滯就是血液沒有正常、順暢地流動。局部的勞損或扭傷，都是血滯常見的例子；除此之外，例如靜脈曲張、局部刺痛或是長期的情緒凝滯，也都是血滯的可能症狀。能夠活血的精油包括乳香和香蜂草。

安神

安神的效用適用於和情緒有關的諸多症狀。它能令人平

靜下來、恢復理性。由於神與心智和心臟有關，安神的精油可以用來調理睡眠問題、容易衝動、激動、粗心魯莽、精神紊亂等情況。可以安神的精油包括真正薰衣草、天竺葵和岩蘭草。

化濕

從中醫的角度來看，化濕就是化解體內的濕氣。濕是一種氣滯，形成的原因是脾臟之氣不足。常吃生冷食物、辛辣油膩的食物，或非常不容易消化的食物，都會導致脾臟之氣不足。濕又可以分為濕冷或濕熱，主要的症狀包括四肢沉重、消化不振、水分滯留、脹氣、腹脹、頭腦昏沉、迷糊不清等。能夠以芬芳的方式化濕的精油包括：胡椒薄荷、迷迭香、荳蔻、檸檬和檸檬香茅。

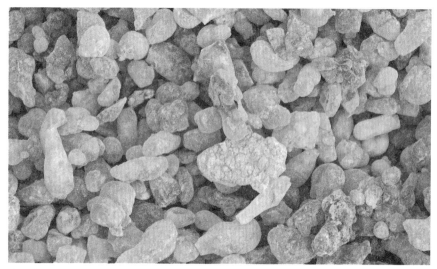

乳香樹脂

精油的萃取部位

最後一種精油分類方式，是根據萃取的植物部位來分類。這個分類方式是最容易理解的方式，即使是剛入門的新手也能夠掌握得很好。

果皮

甜橙

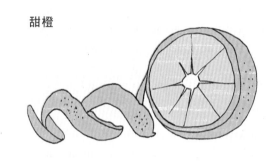

從柑橘類果皮萃取的精油，例如檸檬、佛手柑、葡萄柚和橙類，香氣都非常清新宜人，但是存留時間很短，很容易就散去。這些精油屬於前調類精油，很適合用來擴香，可以幫助改善心情。

如果你是第一次使用精油，或當你要為一個第一次接觸整體療法的人調配精油時，很重要的是要使用令人熟悉的香氣。因此，來自果皮的精油是非常理想的選擇，因為幾乎所有人對於柑橘類水果的香氣都很熟悉。

來自果皮的精油有清涼的特質，因此它們可以用來處理急性、暑火的情緒問題，例如憤怒、焦慮與注意力不集中。

葉片

大部分的精油都來自植物的葉片。跟來自果皮的精油相比，葉片類精油的特質更深入一些，也更有功能性。許多葉

片都有珍貴的抗細菌、抗病毒作用，事實上，在第一次世界大戰期間，藍膠尤加利就經常被用來控制腦膜炎傳染。

葉片位在樹的上方與外圍，因此中醫也會用葉片類藥材來處理身體上方和外表的病症，例如頭部、頸部、胸腔、手臂與肺部。葉片會吸入二氧化碳並呼出氧氣，因此來自葉片的精油是處理肺部問題不可或缺的好幫手。

肺部使我們與外在環境有了直接的連接，同時也關係到我們的衛氣（見第 18 頁）。畢竟，我們都是透過鼻子——也就是身體最外部的竅（孔洞）在進行呼吸。

萃取自葉片的精油比來自果皮的精油更具有功效，香氣也更加持久。它們可以滋補肺部與衛氣，可以解表，處理包括一般性感冒、鼻竇炎和鼻炎等問題。不過，葉片類精油最拿手的專長，是處理胸腔充血阻塞，以及上半身的疼痛。香氣屬於前調的葉片類精油，例如胡椒薄荷與澳洲尤加利，可

精油與情緒問題

中國廈門大學的學者，在一篇 2013 年發表的研究中指出：「許多研究，包括經臨床驗證的研究，都已發現有好幾種精油（例如真正薰衣草、檸檬和佛手柑），具有舒緩壓力、焦慮、憂鬱和情緒問題的作用。值得注意的是，光是嗅聞精油，就可以傳遞訊息到嗅覺系統，進而刺激大腦透過血清素和多巴胺等神經傳導物質，來進一步調節情緒。」

薰衣草

以疏通鼻腔、去除胸腔黏液，並且很有機會改善或舒緩頸部疼痛。屬於中調的茶樹與芳香羅文莎葉，則可以滋補肺氣、固表（能讓身體界限更強壯、不可侵犯，因此不會讓外在病因有機可乘），因此很適合經常感冒或自汗的人們使用。

肺氣強大的人處事熟練有秩序，像這樣的人，姿勢經常是抬頭挺胸的——這象徵他們能吸入足夠豐盛的生命力。相對的，罹患慢性肺部疾病的人，很可能會駝著背，無法吸進足夠的氧氣。也就是說，這些患者並沒有為當下的所需，攝入足夠的生命力。當我們思考「憂傷肺」的概念時，會發現這樣的說法非常有道理：如果你的心一直活在過去，身體又為何需要攝入足以供現在使用的氧氣呢？能夠滋補肺氣（和心氣）的精油包括：茶樹、芳香羅文莎葉與尤加利。這些精油也是悲傷、哀慟和活在過去的人們必不可少的精油。

茶樹

針葉

針葉和葉片很類似，不過，兩者之間有個重要的差別，就是：來自針葉的精油，通常除了對應肺部之外，還可以對應到腎臟。

從中醫的角度來看，一個完整的呼吸，必須透過肺氣和腎氣相互合作才能完成。當肺部吸入氧氣，其中的「氣」，是靠腎臟來「抓住」（攝納），並進一步儲存起來。腎氣不

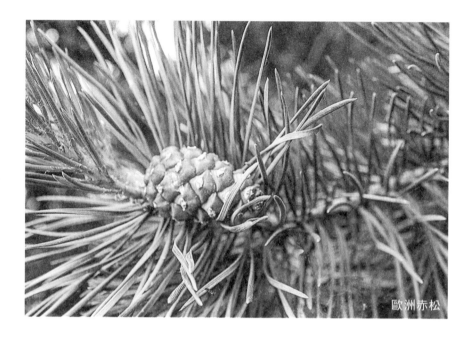

歐洲赤松

足或腎精不足，那麼腎臟納氣的功能也會效果不彰。萃取自針葉的精油，例如絲柏與歐洲赤松，特別適合用來幫助腎臟「納」氣。其中，歐洲赤松尤其可以滋補腎氣的整體功能。

　　腎臟納氣不利的另一個可能原因，就是肺部沒能提供足夠的氧氣。如果是這樣的情況，針葉類精油也可以同時達到滋補的肺部效果。針葉類精油經常和乳香一起搭配使用，這麼做可以幫助呼吸更深沉。

花朵

　　來自花朵的精油，是所有精油中最昂貴的一群，在許多人眼裡，也是最珍稀嬌貴的一群。花朵類精油價格居高不下的原因，是因為花朵的精油萃取量，比其他植物部位都還要

低。另一個原因是，蒸餾花朵類精油除了要格外費心，還必須聘僱工人來協助。用來萃取精油的花朵，通常要在特定的時節，於清晨徒手摘下。而使用花香類精油時，「少即是多」是經常不變的定律。

花香類精油是精油中氣味層次最豐富、也最滋養的一種。它們天生具有女性化的特質，因此有安撫、清涼和滋陰的功效。嗅聞花朵類精油能很快就讓心柔軟下來。

來自果皮、葉片和針葉的精油，通常和解表、固表、滋補肺氣有關，而花朵類精油則通常能養心、養肝、養腎。

像薰衣草這樣的花朵精油，通常被用來幫助放鬆、使心靈平靜。不過，花朵類精油的功效可不只是放鬆而已。舉例來說，薰衣草可以紓解梅核氣（一種卡在喉嚨的氣，通常表達的需要有關）；橙花可以改善焦慮帶來的腹瀉問題；而依蘭則可以處理夜間盜汗與熱潮紅（臉部潮紅）。

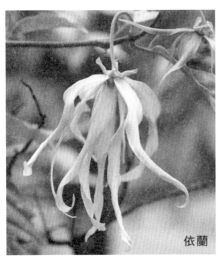
依蘭

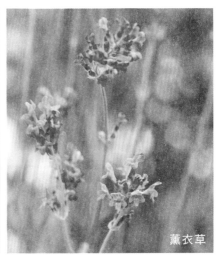
薰衣草

花朵在春天綻放，並且在植物授粉繁殖中扮演著重要的角色，因此，花朵類精油也很適合用來處理生殖系統的問題，以及創意表達、和性有關的議題。

樹脂

來自樹脂的精油，通常與未能痊癒的身體或心理傷痛有關。我們可以從樹脂被收集、萃取的過程來了解這個功能：當樹幹被鞭打或切開，會分泌樹脂以修復樹皮上的傷口。樹脂類精油經常被調入乳霜和乳液，來促進傷疤組織癒合；此外，在臉上使用樹脂類精油加上花朵類精油，可以帶來肌膚回春——也就是抗老的效果。萃取自樹脂的精油，尤其是乳香，非常適合搭配針葉類精油一起使用，可以幫助腎臟更好的「攝納」肺氣。

根部

來自根部的精油，是精油當中質地最稠、最厚的一群，通常有謎一般的神祕香氣。根部類精油特別有紮根的效果，可以將身體的能量往下引導。因此，你可以想見，這些精油特別適合用在下半身，例如腳底、腳根和脊椎根部。這些精油都屬於後調類精油，因此是用來處理慢性疾病的明智選擇：例如失眠、神經緊張、焦慮和恐懼等。它們也和人體的精與腎燥有關，很適合用來滋陰、安神。根部類精油也很適合想要擴展注意力、培養耐心的人使用。

種子

來自種子的精油屬
於中調精油，它們和脾、
胃、肝、膽有著密切的
關係。這些精油有許多
都能協助脾胃的運化功
能，並且可以化解上述
臟腑中的濕氣。這些精

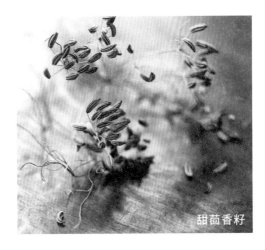

甜茴香籽

油都能滋補脾臟，以香氣化解濕氣，甚至可以養血。許多芳
香療法中使用的種子類精油，例如芫荽籽、甜茴香籽和荳蔻，
都是我們廚房中常見的香料。從意喻上來看，種子意味著新
生及個人潛能。

木質

來自木質的精油在香調中都屬於後調，其中只有花梨木
是例外，它屬於中調。這些精油都和成熟的心智有關，特別
能協助冥想、沉思。如果想想樹木的壽命有多長、能承受多
少風霜，就很容易理解木質類精油的作用了。來自木質的精
油也和紮根、穩定及意志力有關。常見的例子包括檀香、雪
松和花梨木。

樹皮

樹皮是樹的表皮，為樹提供了保護。因此，你可以把樹

皮看成是禁止任何外來事物入侵的一道牆。取自樹皮的肉桂精油，就有強大的抗病毒作用，而且可以用來止痛。肉桂皮溫暖的特質，也很適合用來處理天氣一冷就出現的關節疼痛。

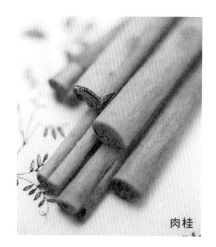

肉桂

植物形象學

為了更加掌握精油的功能，我們必須更進一步了解精油來源植物的形體特徵、質地、形狀、萃取部位，以及植物本身的香氣。這就叫做植物形象學。

植物形象學的概念可追溯至古希臘時代，以及古羅馬時期的希臘植物學家迪奧斯克理德斯（Dioscorides，西元 40-90 年）。不過，這個概念主要是到中世紀才開始盛行。當時，來自瑞士的醫師、哲學家、占星家與植物學家帕拉塞爾蘇斯（Paracelsus，1493-1541）曾說過這樣一句話：「大自然在每一個造物身上，根據療效做了記號。」不過，德國神祕學家雅各布・波墨（Jakob Boehme，1575-1624），則在西元 1621 年將這個概念寫成《萬物形象學》（Signatura Rerum）一書，進一步普及了這個概念。

英國植物學家威廉・科爾斯（William Coles，1626-1662）的研究則大大立基於形象學，並進一步研究植物或樹木整體和生長環境的關係。

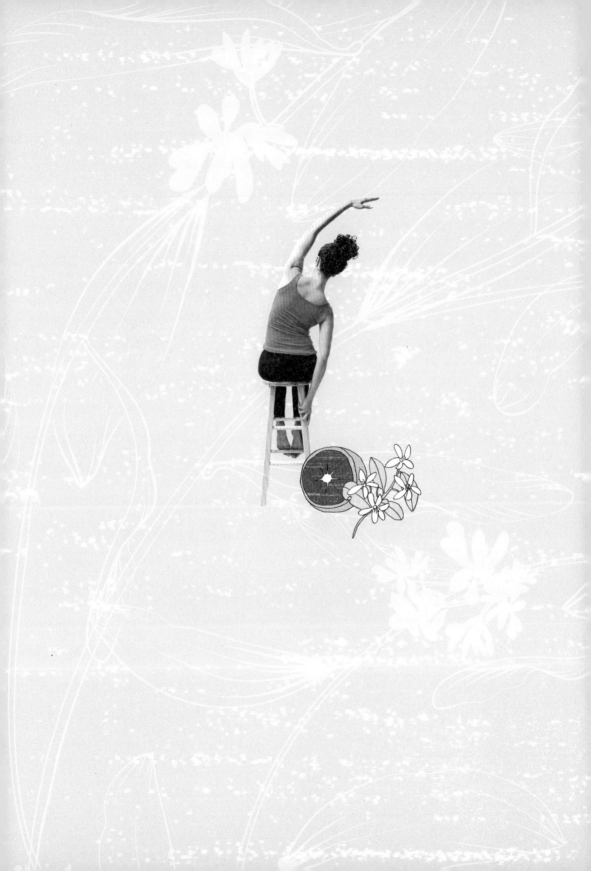

Part 2

用精油為自己療癒

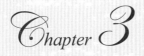

Chapter 3

使用精油

這一章，我們將談談使用精油的多種方式，

並分別了解 28 種精油的特質。

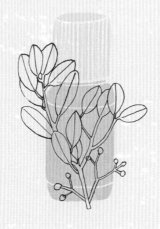

精油的使用方法

　　芳香療法是透過嗅聞精油、塗抹精油，並且關注個人的意志和目的之間的關係，來讓人們對自己做出正向的轉變，進而達到療癒的目的。有時候，精油會以口服的方式使用，但唯有專業人士在旁謹慎監督指導時，才能這麼做。

嗅聞

　　嗅聞是最簡單的精油使用方法，也是以精油最純粹的形式來使用它。嗅聞可以讓精油以最快的速度進入血液循環，並且快又有效地在掌管情緒的大腦邊緣系統發揮作用。嗅聞精油香氣可以使人平靜、放鬆，並且能讓頭腦清晰、記憶力增強。例如許多研究已證實，迷迭香精油中含有 1,8 桉油醇這個成分（見第 130 頁），可以達到改善記憶力的效果。有趣的是，這個道理一定早在莎士比亞時代就已為人所知，因為他在〈哈姆雷特〉（第四幕第五場）中，曾經寫下這麼一句台詞：「迷迭香是為了回憶。親愛的，請牢記在心。」

　　嗅聞的方式特別適合用來處理呼吸道問題，以及焦慮、失眠和心悸等與情緒相關的症狀。嗅聞某些精油（例如胡椒薄荷與澳洲尤加利），可以達到滋補心神的效果，而其他精油（例如天竺葵與玫瑰草），則能令人心境平和──就像蒙受恩典一樣，讓心神從每天的壓力和焦慮當中抽離開來。

　　嗅聞的方式有許多，可以直接將精油滴在棉球或圍巾上，或是使用精油嗅聞棒。空間擴香是另一個方便有效的做

法，不過效果通常不比直接嗅聞來得好。市面上有許多不同種類的擴香器具，包括香氛蠟燭、精油噴霧，和電子式的擴香器具。有些擴香儀和水氧機甚至可以調整燈光顏色，如果你想搭配色彩療法，這會是個不錯的選擇。

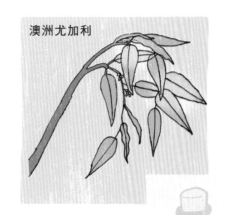

澳洲尤加利

玫瑰草

　　如果要處理失眠問題，我會建議滴一滴精油在枕頭離頭部最遠的地方（玫瑰草、天竺葵、真正薰衣草、羅馬洋甘菊或穗甘松，都是很好的選擇），或者如果你有兩個枕頭，就滴在旁邊的那個枕頭上。很多時候，只要有一點微微的香氣，失眠的問題就能迎刃而解。為什麼呢？因為失眠的根源通常來自潛意識，而濃烈的氣味會激擾到神經系統，就算是放鬆的精油也一樣。如果你希望精油幫助自己記起夜裡的夢境，可以試試迷迭香。

　　如果你是會讓客戶趴下來進行療程的身體按摩師、脊椎按摩師或針灸師，那麼你可以拿張小椅子放在按摩床臉部孔洞的下方，然後將滴了精油的棉球放在椅子上。例如佛手柑、血橙、真正薰衣草、胡椒薄荷或澳洲尤加利等精油，都會是很好的選擇。如果使用佛手柑、血橙或真正薰衣草，客戶很有可能在療程中感到非常放鬆，甚至睡著；如果使用胡椒薄

在掌心嗅聞精油

這個嗅聞技巧可以幫助放鬆，並且推動療癒的作用。首先，輕輕按摩雙手掌心，刺激位在掌心的勞宮穴（PC8）和少府穴（HT8）。這兩個穴道都能幫助平靜心神，敞開心的能量，讓我們更願意放鬆下來。

1. 根據你的喜好選擇精油配方（見第 68 頁），滴 1 滴在掌心，然後用你的大拇指或食指輕輕在掌心按摩幾秒。
2. 雙手平放在臉部前方大約 10 公分處，掌心向上。慢慢地用鼻子吸氣，從一數到六，然後用嘴巴將氣吐盡。重複三次。記得，陰和陽不可能彼此分離，勢必會共同存在。

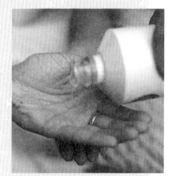

荷或澳洲尤加利，則可以避免客戶因俯臥時間過長而出現鼻塞的情況。還有一個簡單又有趣的方式，是在療程結束、客戶起身前，在棉球上滴一滴「醒神精油」（例如胡椒薄荷或澳洲尤加利精油），讓他（她）嗅聞，這將幫助客戶調整精神，回到可以正常活動的狀態。

泡澡

我經常建議客戶用泡澡的方式使用精油，尤其是那些剛接觸整體療法，或者因為身體或心理累積太多毒素，以至於個性上防備心較強的人。原因是，熱水澡可以幫助一個人打開精神上的接受度，這對於在療癒旅程中得到最佳效果，是

相當重要的關鍵。熱水澡象徵回到母親的子宮，在那裡，我們是完全接納的，所有需要的養分，都能從母親身上獲得。水屬陰（見第 14 頁），也代表我們滋養和接納的面向。

　　熱水澡非常放鬆，可以幫助人們一夜好眠。當頭腦放鬆了，身體也就能放鬆下來，因此，熱水澡也很適合用來緩解肌肉的痠痛與疼痛。熱水澡還可以幫助身體排出毒素，消除一般性感冒和流感的症狀。

精油泡澡時的注意事項

　　請不要用性質熱辣的精油泡澡，例如肉桂或黑胡椒，因為這些精油可能會刺激皮膚。同時，也不要使用含有酚類的精油，例如野馬鬱蘭、丁香和艾菊（菊蒿，tansy）等精油。

　　一個簡單的精油泡澡方式，就是在 1~3 大匙（15~45ml）卡斯提亞橄欖液體皂（liquid Castile soap）當中，加入 4~6 滴你選擇的單方或複方精油。調和完成後，倒入泡澡水中用手攪散。如果你沒有卡斯提亞橄欖液體皂，也可以用鹽替代。我的做法通常是將精油滴入半杯（約 120ml）瀉鹽或喜馬拉雅海鹽中，然後倒入注水完成的浴缸中。另一個做法是用植物油或荷荷芭油來取

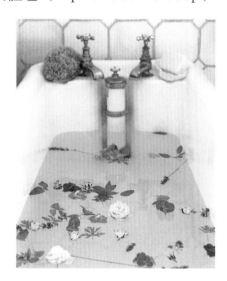

精油濃度對照表

　　要在身上塗抹精油之前，必須要先做稀釋的動作。從右邊的表格可以看出，要將精油在不同容量中稀釋成各種濃度時，需要多少滴數。舉例來說，如果你想要用 2 小匙（10ml）的基底油，把一種精油稀釋到 5% 的濃度，就需要在基底油中加入 15 滴精油。

　　當你在配方中加入多種精油時，就要把所需的滴數分配給配方中的所有精油，視精油種類不同，每一種精油會用到的滴數也不同。舉例來說，如果你想在 2 小匙（10ml）的基底油中，將三種精油稀釋成 5% 的濃度，就需要在基底油中加入每一種精油加 5 滴（總數為 15 滴）。

　　請注意，透過滴數來量測精油並不是精準的科學做法，表格中的數據也只是近似值而已。

精油滴數

稀釋濃度		10ml	15ml	20ml	30ml
	5%	15	22	30	45
	4%	12	18	24	36
	3%	9	13	18	27
	2%	6	9	12	18
	1%	3	4	6	9
	0.5%	1	2	3	4

基底油用量　10ml　15ml　20ml　30ml

註：此表格內容來自滴莎蘭德機構（tisserandinstitute.org），並經授權獲准使用。

代（油的用量和液體皂一樣），不過為了避免油滴漂浮在水面上，進入浴缸前要先用力攪動泡澡水，以免生殖部位觸碰到精油。

經常用來泡澡的精油包括：真正薰衣草、天竺葵、玫瑰草、芳香羅文莎葉、茶樹、乳香、檀香、岩蘭草與廣藿香。

塗擦於皮膚

塗擦於皮膚是另一個使用精油的方法。不過請注意，精油必須先以基底油或乳霜稀釋過，才能擦在皮膚上。常見的基底油包括：荷荷芭油、精製椰子油（可以替代荷荷芭油來使用）、芝麻油、山金車浸泡油（見第 182 頁），以及金盞菊浸泡油。

塗擦皮膚的做法能對止痛帶來很大的幫助。你會發現，有些精油比其他精油，更適合用來處理某些部位的疼痛。舉

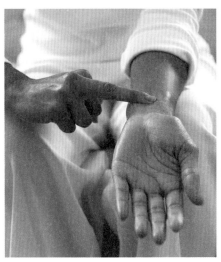
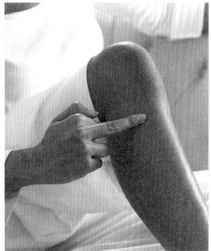

例來說，胡椒薄荷特別適合用來舒緩頸部疼痛，而歐洲赤松和檸檬香茅適合背痛與髖部疼痛，薑則是紓解膝蓋與腳踝疼痛的好手。我通常喜歡先在患部使用熱敷包（見下方說明），然後再擦上幫助止痛的精油。

我最喜歡結合穴位點（見第 20 頁）在身體上使用精油。身體的每一個穴位點都有準確的功能與性格，能直接對應到精油的精神及功能。舉例來說，真正薰衣草（*Lavandula angustifolia*）和心包經的內關穴（PC6）都有能敞開心胸和安神的作用（見第 34 頁）；穗甘松和腎經的湧泉穴（KD1）都可以幫助氣往下行；而檸檬香茅和膽經的陽陵泉

熱敷包：製作和使用方式

敷包可以用來幫助消炎止痛，也可以用在因為太疼痛所以不適合按摩的部位，或者在按摩之前用來使肌肉放鬆。人們多半覺得，敷上熱敷包能感覺放鬆、舒緩。熱敷包之所以要是濕潤而不是乾燥的，是因為濕度可以增加皮膚的穿透性，讓精油更容易滲進皮膚內。

工具
一條擦手巾或小毛巾（洗臉巾大小）

作法
1. 將擦手巾或小毛巾、洗臉巾浸入熱水裡，水的熱度應該要是你能舒服地承受的。擰乾多餘水分。
2. 將敷包放在患部，再用一條乾燥的浴巾覆蓋住，靜置直到敷包慢慢變涼。

穴（GB34）都能對肌肉帶來影響。

　　請注意：本書第四到第七章關於配方施用的部分，說明圖例上的穴位點通常只標示在人體的一側。然而，由於人體十二條主要經絡在身體上是左右對稱的（見第 21 頁），因此你也可以選擇在身體對應的兩側穴道同時施用精油，這也是我比較建議的做法，這麼做能讓精油發揮最佳療癒效果。

滾珠瓶

　　滴管瓶是非常常見的一種精油瓶，用來儲存和使用精油都很方便，但我們還有另一個選擇，就是滾珠瓶。滾珠瓶讓人們可以更容易使用精油，比起滴管瓶，許多人更喜歡用滾珠瓶。

　　如果你結合穴位點來使用精油，在使用滾珠瓶時，可以用滾珠頭輕輕按壓穴位點，並透過畫圓的方式按摩穴位。一般來說，畫五個圈大約是 1 滴的量。或者如果你是用在整條經絡上，也可以用滾珠瓶一路沿著經絡上行以及（或）下行。

　　滾珠瓶的優點很多，例如容易使用、方便攜帶，而且大部分的油會在你要塗擦的地方，而不是在你的手掌或指尖上。不過，請記得，滾珠瓶在計量上並不如滴管瓶精準。

精油使用小祕訣

- 永遠將精油存放在陰涼處，並放置在孩童無法取得的地方。
- 確保瓶蓋好好旋緊。
- 將精油存放在深色或琥珀色的瓶子中，以避免接觸光線。
- 柑橘類精油和歐洲赤松精油應存放在冰箱中，以確保新鮮度。
- 永遠只用高品質的精油。
- 在使用精油之前，先讓身體暖和起來，這能幫助皮膚更好地吸收精油。試試在淋浴時或淋浴後使用精油，或是在敷過熱敷包後塗擦精油。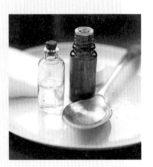
- 確保你的身體在塗擦精油時是乾淨的，因為皮膚的汙垢會影響精油吸收度。
- 不讓精油接觸你的眼睛、生殖部位或耳道。

療癒就在吸吐之間

　　呼吸和生存、療癒與意識的進化都有關係。人的一生始於呼吸，也終於呼吸。當我們呱呱墜地，來到人間做的第一件事情就是深吸一口氣，而當我們離開人世，在人間做的最後一件事就是呼氣。我們可以長時間耐受沒有食物或水的情境，卻無法失去氧氣。氧氣使生命得以繼續。

　　接觸過瑜伽、氣功、呼吸法或靜心冥想的人，想必都體驗過，光是改變呼吸的速度與深度，就能讓我們在心理上、情緒上和身體上都更加處於當下，使我們更接近自己真實的自性。

呼吸練習，處在當下

　　這個呼吸練習將幫助你更加平靜放鬆，使注意力集中在當下。此外，它也可以使你頭腦更清晰、更專心，也更有創意。試試看吧！然後看看你是否能注意到自己有哪裡發生了變化。

1. 首先，以舒服的方式坐著，脊椎最好挺直。

2. 試著做幾次深沉而緩慢的呼吸，吸氣時從一數到六，然後用嘴巴把氣完全吐出去。重複三次。

3. 繼續做深呼吸。當你呼吸時，在心中緩緩説著：「我的心靈平靜，我的身體平衡，我的身心靈完全合一。」重複這個箴言，至少三次。

　　我誠摯地希望，當你使用精油時，可以有意識地配合呼吸，讓你的呼吸更加深沉。因為，當你開始藉由改變呼吸來進行療癒，就相當於選擇先從自我意識進行改變，並且朝著作為自己的療癒師又更前進了一步。

　　大多數人都沒有注意到，呼吸方式是如何影響著自己的思考、情緒，甚至是行為模式。心與肺有直接的連結關係，也就是說，呼吸的深度會影響心跳的速度。因此，即便人們總想方設法從外界尋找安撫心靈、平緩焦慮、紓壓減壓的方法，但光是改變自己的呼吸方式，或許就是一份最佳的「解藥」。

　　短淺的呼吸、壓力事件和負面想法，都會讓我們的交感神經高速運轉。這表示，我們可能過度使用腎上腺，也因此出現焦慮、失眠、情緒擺盪和高血壓等情形。相對地，緩慢而放鬆的呼吸可以安撫身體、鬆解腦中思緒、幫助調節情緒、改善消化功能，甚至還可以減緩身體疼痛。換句話說，透過練習平衡的呼吸，可以幫助你在每一天感覺自由、敞開、身心平衡。

　　當我們練習緩慢地深呼吸，就相當於從單純延續生命，進入到一個新的存在層次。深沉而放鬆的呼吸，可以減輕壓力和緊張、帶來更多能量、讓身心靈都感覺更加舒服愉悅，同時還能讓你更加連結到自己。簡單來說，適當的呼吸方式，能讓你不那麼神經兮兮。

　　一個呼吸非常急促的人，要是希望自己「正向思考」，成效很可能微乎其微，甚至根本辦不到。這就是為什麼，在

進行心像（mental imagery）或催眠工作時，治療師會引導客戶先做幾次深呼吸，從鼻子吸氣，嘴巴吐氣。通過這個步驟，正面的念頭能更自然顯現出來。

還有——念頭就是經驗！問問自己，此時此刻，你希望自己的心經歷什麼樣的經驗呢？或許你希望自己不只是身體能夠活著，而是帶領自己活出更神采奕奕的樣貌。現在就開始運用心智的力量吧！這麼一來，你才不會反而成為頭腦的俘虜。

深呼吸的概念和肺氣與腎氣之間的關係，有很大的關聯。腎氣負責「納」肺之氣。也就是說，我們的腎，會將氧氣中的生命力攝納為氣，藉此讓身體各個系統可以適當的運作。這個過程，唯有透過適當的呼吸才能辦到。腎臟中也藏有腎精（見第32頁），腎精決定了我們的體質、生育功能，以及成長及老化的過程。因此，光是透過深呼吸，就有可能為自己增長壽命。事實上，許多瑜伽士都相信，人一生中的呼吸次數是固定的。所以，務必記得：好好呼吸。

「呼吸即生命，好好呼吸能使生命更長久。」

——梵文諺語。

個別精油使用指南

這裡介紹的精油，是接下來在本書配方中會用到的精油。你將從中了解到每一支精油的屬性，以及從第二章的歸類方式來看，它們分別被歸為哪一類，也會知道它們常見的使用方式為何。

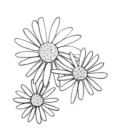

羅馬洋甘菊
Roman Chamomile（*Anthemis nobilis*）
安撫、舒緩、軟化。

羅馬洋甘菊又叫做英國洋甘菊，是一種原生於英國的芳香植物。清涼降火的羅馬洋甘菊，香氣屬於中調，氣味相當甜美。它有放鬆的作用，可以安撫思緒、心臟和消化系統，經常用來改善噁心想吐和消化不良的問題。從中醫的角度來看，羅馬洋甘菊對應的臟腑是心、肝和脾。

羅馬洋甘菊精油萃取自花朵，不僅可以安撫思緒，還可以舒緩神經，讓過盛的陽性能量冷靜下來，因此很適合用在動不動就生氣、脾氣差、個性嚴厲或批判性強的人身上。羅馬洋甘菊可以幫助舒緩肝氣（化怒氣為平靜、平和），還可以消除肝與心的暑和火。

用在消化失調的問題上，羅馬洋甘菊可以帶來和諧肝脾的效果，也就是說，當屬木的肝過於旺盛，蓋過屬土的脾（見

第 159 頁「肝氣乘脾」的段落），對治的配方裡，一定少不了羅馬洋甘菊這一味。

我們可以透過以下簡單的方式，來理解羅馬洋甘菊和肝與脾的關係：羅馬洋甘菊的花朵有白色的花瓣和鮮黃色的中心。黃色是與脾臟和太陽神經叢有關的顏色，因此和我們的自我（ego）、自我意識和自我確定感有關。於是，對於完美主義者、A 型性格者[1]、以及不願意敞開自己聆聽他人的類型（簡單來說就是木型人，可參見本書第 44~45 頁），羅馬洋甘菊是非常關鍵的精油。花朵類精油通常和面對自己的脆弱有關，而羅馬洋甘菊因為對應到肝，因此特別適合用來幫助人們改善自己和他人溝通的

氣的層級
營氣

香調
中調

精油萃取部位
花朵

溫度屬性
清涼

對應經絡（臟腑）
肝經（肝臟）、脾經（脾臟）、心經（心臟）

對應元素
木、火、土

適合搭配的精油
佛手柑、天竺葵、真正薰衣草、胡椒薄荷、岩蘭草

生理作用
降低發炎程度；清熱；安神；舒肝氣

情緒心理作用
安撫不耐與煩躁易怒的情緒；舒緩神經；消怒氣

---

1 美國心臟學家費德曼（Meyer Friedman）和羅森曼（R. H. Roseman）在一九六〇年代觀察冠心症病患，得出幾種性格模式分類與心臟病的關係。其中，A 型性格企圖心強、壓力大、急促不耐、謹慎偏執，是最容易罹患心臟病的性格類型；B 型性格則相對隨遇而安、無緊迫感、不易緊張，是較不容易罹患心臟病的類型。

方式，讓人們不再像個暴君一樣，專制蠻橫地與他人相處。

羅馬洋甘菊和太陽神經叢有緊密的關係，因此大部分在療程中，都會用在任脈的中脘穴（RN12），這個穴位點可以調和、舒緩太陽神經叢。也經常調入護膚乳霜，用來緩和發炎。

羅馬洋甘菊有清涼安撫的特質，因此很適合用在所有和熱與火有關的問題。對應的症狀可能是很直觀的發炎，或是肌肉過度使用、過度拉伸後的疼痛，例如網球肘、高爾夫球肘等等。不過，羅馬洋甘菊還可以用來消除情緒的火，例如降肝火、清心火。肝火和心火在中醫系統中是不同的診斷結果，不過它們通常會互有關聯。木生火，這意味著屬木的肝有可能傷害屬火的心；因此，任何激動的情緒，都有可能同時影響到肝與心。羅馬洋甘菊對於容易生氣、煩躁易怒，或有暴力傾向、頭頂疼痛的人，特別有幫助。

適合搭配羅馬洋甘菊一起使用的精油包括：真正薰衣草、佛手柑、檸檬香茅和廣藿香等，不過這只是簡單提出來的幾個選擇建議。

羅馬洋甘菊與迷迭香的比較

在認識不同精油時，相互比較會是很有幫助的做法。我很喜歡用來對應比較的兩支精油是迷迭香（見第 130 頁）和羅馬洋甘菊。這兩種精油都可以用來處理肝脾不和的問題，不過迷迭香是一種溫暖的精油，能用來提肝氣，而羅馬洋甘菊則是緩和、軟化肝氣，舒緩怒氣與煩躁的感覺。迷迭香有強大的運氣功能，而羅馬洋甘菊則是平氣、和氣。換句話說，迷迭香能推動、促進更多表現，而羅馬洋甘菊則是用來幫助一個人接受現況。

德國洋甘菊

German Chamomile（*Matricaria recutita*）

平靜、信任、接納。

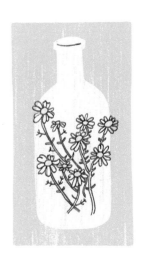

德國洋甘菊原生於歐洲，不過精油大部分在埃及和匈牙利進行蒸餾，有時也在英國蒸餾。德國洋甘菊有一股濃烈的甜香，許多人並不喜歡，因此第一次為個案使用這支精油時，先從少量開始嘗試會是比較明智的做法。

德國洋甘菊的顏色有可能是非常深邃的藍。這樣的藍使它和水元素產生連結，因此能夠降心火。德國洋甘菊有清涼、清心、使人平靜的作用，它可以降身體層面的火，例如皮膚癤腫[2]、癰塊[3]和燒燙傷，這些都是體內的火在發散的例子。德國洋甘菊也可以降情緒上的火，例如壓抑在心中的怒氣，這通常和肝火與心火有關。

就像羅馬洋甘菊（見第 76 頁）一樣，任何可以清熱降火的精油，都可以用來緩和關節疼痛的問題。德國洋甘菊和羅馬洋甘菊都特別適合用來改善手肘疼痛。為什麼呢？因為

---

2 癤腫（boil）是一種毛囊炎，是由金黃色葡萄球菌引起的皮膚感染，會在皮膚上形成有痛感的紅腫硬塊，裡面堆積了膿液。

3 癰塊（carbuncle）是由金黃色葡萄球菌引起的皮膚感染，是大型的癤，除了同為紅腫的硬塊之外，會有多個排膿的開口。

氣的層級
營氣－元氣

香調
中調－後調

精油萃取部位
花朵

溫度屬性
清涼

對應經絡（臟腑）
心經（心臟）、
腎臟（腎經）

對應元素
水

適合搭配的精油
佛手柑、天竺葵、
穗甘松、依蘭

生理作用
降低發炎程度；清熱；
降肝火、降心火

情緒心理作用
安撫不耐與煩躁易怒的
情緒

大腸經的曲池穴（LI11），以及心經的少海穴（HT3）都位在手肘附近，而且都是能清熱消炎的穴位。當我用德國洋甘菊來處理發炎或手肘疼痛的問題時，我總是會加上乳香一起用。

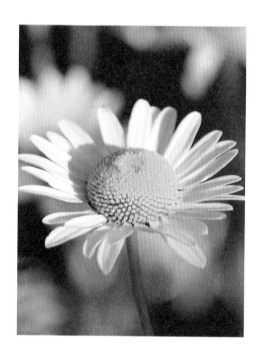

羅馬洋甘菊與德國洋甘菊的比較

	羅馬洋甘菊	德國洋甘菊
萃取部位	花朵	花朵
植物特性	多年生植物，通常匍匐於地面，可以用來做地被植物。莖桿有細毛，花朵外圍是白色的花瓣，中心為鮮黃色。	一種能自播繁殖的植物，長得比羅馬洋甘菊更高。莖桿無細毛，花朵和羅馬洋甘菊很類似，但更大一些。
對應臟腑和經絡	肝臟（肝經）、脾臟（脾經）	心臟（心經）、腎經（腎臟）
蒸餾產地	英國與美國	匈牙利與德國
精油顏色	透明或淡藍色	濃郁的深藍色（因為其中含有母菊天藍烴這個成分）
精油香氣	容易瀰漫開來，是甜美的水果香氣	濃重的香甜氣味
元素屬性	木（次屬性為火）	火與水
常見疾病類型	肝火旺：失眠、躁動不安、憤怒、暴力傾向。 肝氣乘脾（木盛於土）：便祕與腹瀉反覆出現、肋骨兩側疼痛。 陷入情緒困境：經前症候群、急性呼吸困難、焦慮型氣喘。 羅馬洋甘菊適合 A 型性格，以及喜歡訂定目標、追求目標，卻不花時間滋養自己，或是接受他人滋養的人。	心火旺：皮膚紅疹、暴怒、失眠、躁動不安、心悸、遇熱加劇的關節疼痛。 可以安撫衝動行事的人，也就是總是憑一腔熱血行動卻沒有考慮清楚的人。
對應脈輪	太陽神經叢	心輪及喉輪

乳香

Frankincense（*Boswellia carteri and Boswellia sacra*）
身心創傷的療癒師。

　　乳香通常在阿拉伯半島的阿曼和非洲東部的索馬利亞進行蒸餾。人們將乳香視為最神聖的精油之一，通常用來進行儀式，或是做為焚香使用。古埃及人用乳香來製作驅蟲劑、香水、香膏，以及眼線墨。

　　乳香樹脂是鞭打乳香樹後，從樹皮滲出的汁液：樹木分泌這乳白色的樹脂液，是為了修復自身的傷口，而人們將這些樹脂收集起來，蒸餾成精油使用。這樣的生產過程是了解乳香精油作用的關鍵：乳香能修補身體以及心靈的傷，特別適合用來處理難以癒合的心傷，以及無法放下過往的情況。

　　乳香對應肺，能有助於處理慢性的肺部疾病。如果你還記得的話，在第二章我們曾經提過憂傷肺（見第53頁）的概念，因此乳香很適合在悲痛、哀傷的時期使用，以及當這樣悲傷的情緒，讓一個人無法扛起現實生活的責任時。乳香可以和芳香羅文莎葉、茶樹、

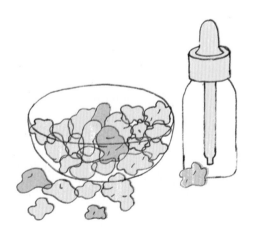

歐洲赤松一起使用，這麼做可以強化肺氣。

乳香也對應到心臟系統和腎臟系統，因此也很適合用來處理緊張及疲倦的問題。乳香精油可以使呼吸更加深沉，因此也有安神的作用（見第 34 頁）。

乳香是一種清涼的精油，很適合用來消炎止痛。遇到這樣的情況，可以單獨使用乳香，也可以搭配羅馬洋甘菊、真正薰衣草或天竺葵，來加強清熱降火的作用。

氣的層級
元氣

香調
後調

精油萃取部位
樹脂

溫度屬性
清涼

對應經絡（臟腑）
肺經（肺臟）、
心經（心臟）、
腎經（腎臟）

對應元素
火、金、水

適合搭配的精油
佛手柑、天竺葵、
真正薰衣草、
檸檬香茅、
胡椒薄荷、甜馬鬱蘭

生理作用
安神；消炎；
淡化疤痕；
敞開心胸

情緒心理作用
消解悲傷；
用更清晰的眼光看待
生命情境

依蘭

Ylang-ylang（*Cananga odorata*）
清涼、歡欣、魅力非凡、風情萬種。

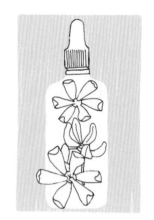

　　依蘭精油來自依蘭樹的花朵，這是一種生長在東南亞地區的植物。依蘭花的香氣性感且甜美，依蘭這個名字是「花中之花」的意思。近年來，依蘭精油大部分在馬達加斯加島進行蒸餾。

　　依蘭濃豔馥郁的香氣，使得它在幾百年以來，都是用來製作香水的熱門材料。只需要一點點，它香甜濃密的氣味就能帶來很大的效果。依蘭的香氣是如此深邃，在萃取時甚至會運用多階段的分餾法，以從它面向豐富的氣味中，提取出不同層次。人們將第一道蒸餾萃取出來的精油，稱為特級依蘭精油，這種依蘭精油是最受到香水業青睞的香氣材料，也是最昂貴、氣味最香甜的一種依蘭精油。接下來的不同蒸餾階段分別被按順序被稱為一級依蘭、二級依蘭與三級依蘭。每多蒸餾一次，氣味就會稍微再淡一些，而每一種級別的依蘭精油都有自己獨特的特色。市面上還有一種完全依蘭精油，這通常是混和了前述四種依蘭精油的產品，但也可能是真正原汁原味、不經分餾的依蘭精油。

　　依蘭就像天竺葵（見第 114 頁）一樣，是一種滋陰安神的精油（見第 34 頁）。它能滋潤肌膚，並且被認為可以修復

髮尾分岔。依蘭也是強大的催情劑，通常用來調製女香。事實上，熱門經典的香奈兒五號香水，主要香氣就是來自依蘭。

依蘭樹（又叫做香水樹）會長出星形的依蘭花朵，它們通常一簇簇地開，看起來就像彼此交纏在一起。從這個生長特質可以看出依蘭精油的療癒用途：依蘭可以帶出人的魅力、自信，喚醒感官；也很適合用在對性感到壓抑、不擅調情，或是難以將內在創意呈現給這世界的人們。

依蘭主要對應到心，很適合用來降心火和養血。依蘭的清涼特質，特別適合用來處理躁動不安、焦慮、緊繃、失眠和易怒等情況。

依蘭有相當女性化的特質，這意味著它可以用來平衡 A 型性格，也可以幫助人們接受外在事物的滋養。我會在無法從伴侶關係中獲得滋養的人身上使用依蘭精油。依蘭精油很適合搭配茉莉或玫瑰一起使用，這兩種精油也是能對女性帶來極大幫助的精油。

氣的層級
營氣、元氣

香調
中調、後調

精油萃取部位
花朵

溫度屬性
清涼

對應經絡（臟腑）
心經（心臟）、
腎經（腎臟）

對應元素
火、水

適合搭配的精油
血橙、天竺葵、
真正薰衣草、
橙花、廣藿香

生理作用
緩解失眠；
清心、清肝

情緒心理作用
紓解焦慮、易怒、
躁動和緊張的感
受；激發創意表
現；掃除對性的壓
抑；帶來歡愉

橙花

Neroli（*Citrus aurantium ssp. aurantium* flos.）

珍貴的此時此刻。

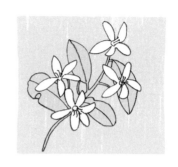

　　橙花精油來自苦橙樹的花朵，生長在地中海一帶。從苦橙樹上萃取的精油還包括從果實萃取的苦橙精油，以及從葉片與嫩枝萃取的苦橙葉精油。

　　橙花是最昂貴的精油之一。每 0.5 公斤的橙花精油，大約需要 450 公斤的新鮮橙花，才能萃取出來。理想上，橙花精油要以蒸氣蒸餾的方式萃取，以保留其中細緻珍貴的成分。蒸餾苦橙葉精油就簡單得多，不需要花這麼多心思。

　　由於橙花精油價格如此昂貴，在市面上並不難看到和苦橙葉一起蒸餾的橙花精油。一個正直合法的精油廠商，會將這樣摻混蒸餾的精油標示為「橙花苦橙葉」（neroli petitgrain 或 petitgrain sur le fleurs），也就是誠實地說明這項產品並不是百分之百的橙花精油。

　　橙花對於各種身體、情緒和心理上的小毛病，都能帶來很大的幫助。在所有花朵類精油中，橙花是最紮根，也是最能讓人穩定下來的。它可以幫助人們處在當下，尤其當人們下定決心要改善身體健康的時候。橙花也可以校準身體和心靈，使身心合一。橙花是所有花朵類精油中，和個人意志關係最密切的一支，也是最能幫助人們「堅持到底」的一支。

從中醫的角度來看，橙花和脾與心有關。因此，當身體因為焦慮和（或）恐懼而出毛病，例如衍生出消化問題時，橙花就是必不可缺的一支精油。橙花也最適合容易因神經緊張或焦慮，而出現消化問題的人使用。

另一個橙花與其他花朵類精油的不同之處，就是能夠滋補脾臟。這種能影響情緒心理層面的能力，意味著橙花很適合脾氣虛的人，尤其是有個人界限議題的人使用。這樣的人通常會有明顯的微血管破裂，或是蜘蛛網狀靜脈曲張。有些人給予他人愛和幫助，是為了填補自己生命中的匱乏與空洞，而不是單純以善意為出發點，橙花能對這樣的人帶來很大的幫助。

橙花能滋補心氣與脾氣，也就是能幫助一個人更具備辨別和洞察的能力，而不是過多地付出自己。從心的角度來看，橙花是處理焦慮的最佳用油。橙花能調節心跳的韻律，可以用來幫助長年慢性的焦慮、失眠和恐懼。

氣的層級
營氣、元氣

香調
中調、後調

精油萃取部位
花朵

溫度屬性
清涼

對應經絡（臟腑）
心經（心臟）、
脾經（脾臟）

對應元素
火、土

適合搭配的精油
血橙、檸檬香茅、
廣藿香、甜茴香、依蘭

生理作用
安神；安撫神經；
支持消化

情緒心理作用
紓解焦慮、擔憂和恐懼

佛手柑

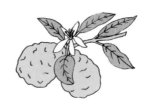

Bergamot（*Citrus bergamia*）

舒緩、歡快和軟化。

佛手柑精油取自佛手柑的果皮。佛手柑精油天生有清涼的特質，可以美妙地改善人們的心情，因此我經常建議人們在壓力龐大的辦公環境中，用佛手柑來擴香。佛手柑也是所有柑橘類精油中最柔軟的一種，通常和大部分的精油都能搭配得很好。

我的客戶都非常喜歡佛手柑歡快又放鬆的效果。在所有柑橘類精油中，佛手柑是我最常用的一種。當客戶俯臥著進行療程的時候，我經常會在紙巾上滴一滴佛手柑精油，然後放在按摩床頭部的孔洞下方，讓客戶可以在整個療程期間，享受佛手柑的香氣。

佛手柑屬於前調，最適合與澳洲尤加利、胡椒薄荷和茶

使用佛手柑的注意事項

佛手柑有可能引發光敏反應。使用時務必用基底油稀釋，濃度不超過 0.4%（可參見第 68 頁的精油濃度對照表），也就是大約 2 小匙（10ml）基底油中，加入 1 滴佛手柑精油。

在取用佛手柑精油和其他柑橘類精油時，都要格外小心。佛手柑精油質地稀薄、流速非常快，因此在倒出之前，只需要將精油瓶稍微傾斜一點點就好。

樹一起用來解表（見第 18 頁）。
除此之外，它也可以用來治療氣
滯伴隨易怒與挫折感的風熱症狀
（見第 134 頁）。

　　佛手柑調入配方中，帶來舒
緩焦慮、行肝氣的作用。當人們
因情緒壓力而出現消化問題，可
以用佛手柑搭配真正薰衣草與羅
馬洋甘菊來使用。佛手柑精油是
綠色的，從這點可以看出，它能
益肝氣——肝屬木，代表顏色是
綠色（見第 43 頁）。如果你對
脈輪有興趣，那麼佛手柑當然能
有益於心輪，因為心輪的代表色
也是綠色。

　　用佛手柑搭配乳香和芳香羅
文莎葉或茶樹的其中一種，能幫
助人們度過悲傷時期。雖然這些
精油可以在過程中，幫助人們打
起精神，但它們絕不可能取代專
業療癒師的幫助。最理想的做法，
是在尋求專業人士協助的同時，
一併結合精油使用。

氣的層級
衛氣

香調
前調

精油萃取部位
果皮

溫度屬性
清涼

對應經絡（臟腑）
肺經（肺臟）、
肝經（肝臟）、
胃經（胃）

對應元素
木、火

適合搭配的精油
可以搭配大部分的精
油，其中尤其以德國洋
甘菊、羅馬洋甘菊，以
及真正薰衣草、胡椒薄
荷、穗甘松特別合適

生理作用
祛風熱；解表；行肝氣

情緒心理作用
令人精神一振；
帶來好心情；
緩解煩躁、挫折與悲傷

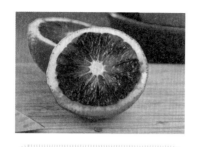

血橙
Blood Orange（*Citrus sinensis*）
愉快、樂觀與天真。

氣的層級
衛氣

香調
前調

精油萃取部位
果皮

溫度屬性
清涼

對應經絡（臟腑）
肺經（肺臟）、心經（心臟）、胃經（胃）、脾經（脾臟）

對應元素
火、土

適合搭配的精油
檸檬、橙花、廣藿香

生理作用
祛風熱

情緒心理作用
使情緒充滿光明；令人精神一振；帶來好心情

血橙精油有清涼、令人精神一振並帶來好心情的特質。它是甜橙的一種，但比起甜橙，血橙的氣味又更豐富一些。整體來說，血橙的個性特質就是歡樂。血橙可以美妙地轉換一個人的心情，雖然它的效果並不持久。

血橙來自果皮，對於受到風熱（見第134頁）的情況，能帶來解表的作用（見第18頁）。不過，血橙通常會與其他精油配伍，用來支持它們的作用。血橙對應肺與衛氣（見第18頁），並且和胃、脾與心都有關聯。

血橙用在皮膚的安全濃度是4%（見68頁的精油濃度對照表），平時最好存放在冰箱，因為它很容易氧化變質。

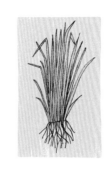

岩蘭草

Vetiver（*Vetiveria zizanoides*）

紮根、穩定、滋養。

又名寧靜之油，是所有精油中，質地最厚最稠的一種。如琥珀般的深棕色，就像是下過雨後土壤的顏色。精油來自岩蘭草根部，帶有混和泥土香氣的神秘、性感氣味。

對應的臟腑和經絡是脾、胃與腎。由於岩蘭草屬於後調，因此也和生殖系統，及我們存在的更深面向有所關聯。岩蘭草精油可滋陰養血，非常適合用來改善情緒擺盪、無法做決定的情況，及希望自己能更紮根、更穩定的人們。非常對應我們的下半身，尤其是腰椎下部、薦骨（脊椎底部）、腳踝和腳底。

岩蘭草可以帶來深度、有目的性的休息（第 198 頁有用岩蘭草進行的簡單療癒步驟）。它能放鬆神經與肌肉系統，可以和檸檬香茅、乳香和甜馬鬱蘭一起用來放鬆肌肉與肌腱。

氣的層級
元氣

香調
後調

精油萃取部位
根部

溫度屬性
清涼

對應經絡（臟腑）
心經（心臟）、
胃經（胃）、
脾經（脾臟）、
腎經（腎臟）

對應元素
火、土、水

適合搭配的精油
薑、廣藿香、檀香

生理作用
支持脾胃；安神；
幫助穩定、紮根

情緒心理作用
消除擔憂和焦慮感

檸檬香茅
Lemongrass（*Cymbopogon citratus*）
溫暖、歡快、清新、活力。

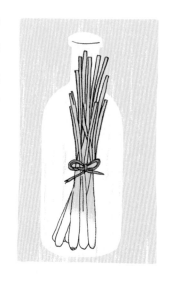

檸檬香茅是一種溫暖且芬芳的精油，帶有清新的檸檬香氣。檸檬香茅是出了名的結締組織與肌腱用油，能促進肌肉骨骼系統中氣的流動。它和肝經與膽經有關。

檸檬香茅是舒緩髖部與腿部疼痛的首選之油，因為它可以促進氣的流動。當肝氣不再向上行，就會下沉並出現氣滯的情況。中醫裡有句話叫做：「不通則痛。」就是這個道理。從象徵意義來看，雙腿和在生命中前行有關，這和促進氣在身體中自由流動的作用，有著直接的關聯。

檸檬香茅能幫助消化功能，改善情緒上的氣滯現象。檸檬香茅和迷迭香（見第 130 頁）有許多相似之處，它有堅定自信的特質，可以用來強化太陽神經叢，幫助我們建立人我界限。檸檬香茅也和迷迭香一樣，經常用來處理肝（木）氣乘脾（土）的問題（見第 159 頁）。檸檬香茅還可以搭配羅馬洋甘菊、真正薰衣草與胡椒薄荷，來促進肝氣流動、調和肝脾。

檸檬香茅精油是黃色的，黃色也是脾的顏色。檸檬香茅能活化脾臟，幫助脾臟運化濕氣（見第 50 頁），此外也是因脾氣虛導致肌肉沉重軟弱的必備用油。檸檬香茅可以用來強化軟弱無力的肌肉，解除肢體沉重的感覺。檸檬香茅精油可以和胡椒薄荷與迷迭香一起用來激勵頹喪怠惰，也可以加上薑來溫暖肌肉。檸檬香茅在心理上也有令人歡快愉悅的特質。

使用檸檬香茅的注意事項

大部分的精油在未經稀釋前，都不可以用在皮膚上（見第 68 頁的精油濃度對照表），對檸檬香茅來說更是如此。由於檸檬香茅當中含有高濃度的檸檬醛，因此有可能刺激皮膚。

氣的層級
營氣

香調
中調

精油萃取部位
草葉

溫度屬性
溫暖

對應經絡（臟腑）
肝經（肝臟）、
脾經（脾臟）、
膽經（膽）

對應元素
木、土

適合搭配的精油
真正薰衣草、橙類、
羅馬洋甘菊、
迷迭香、岩蘭草

生理作用
緩解疲憊和肌肉疼痛，
以及因天冷而惡化的
關節疼痛（尤其是髖
關節）；
支持消化功能運作；
活化脾臟

情緒心理作用
化解悶悶不樂；
帶來好心情

檸檬

Lemon（*Citrus limon*）

乾淨、熱情與活力。

　　檸檬有一種乾淨、富有熱情和活力的香氣。它是清涼的前調，有高含量的抗細菌成分以及收斂的功能，經常用在處理一般性感冒和消化問題的配方當中。

　　檸檬能改善心情、激勵心智、幫助專心集中，因此是空間擴香的極佳選擇。試試和澳洲尤加利或迷迭香一起擴香，效果會更好。由於檸檬有卓越的抗細菌作用，因此經常用在居家清潔劑當中。

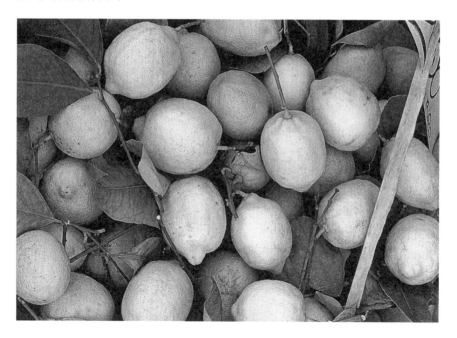

檸檬精油可能透過冷壓榨法或蒸氣蒸餾法萃取。如果以冷壓榨法萃取，可能會像佛手柑一樣有光毒性的問題（也就是會讓皮膚產生光敏性），但若是透過蒸氣蒸餾法萃取的檸檬精油，則沒有這項疑慮。不過，透過冷壓榨法才能萃取到最上乘的檸檬香氣。

請注意，檸檬和檸檬香茅與香蜂草（*Melissa officinalis*）並沒有關係。

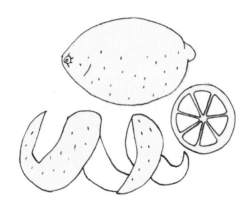

氣的層級
衛氣

香調
前調

精油萃取部位
果皮

溫度屬性
清涼

對應經絡（臟腑）
肺經（肺臟）、
脾經（脾臟）、
肝經（肝臟）

對應元素
木、土、金

適合搭配的精油
其他柑橘類精油、
乳香、橙花、
尤加利、天竺葵、
絲柏

生理作用
令人精神一振；解表；
強化脾臟、化濕、振
奮頹喪低迷的感受

情緒心理作用
帶來好心情；改善憂
慮過多、注意力不集
中的情況

胡椒薄荷

Peppermint（*Mentha* × *piperata*）

解表、行氣。

胡椒薄荷是最受人推崇的精油之一，它能喚醒感官，並使人精神一振。胡椒薄荷的許多療癒功效，都和上半身及消化系統有關。胡椒薄荷拿手的疑難雜症包括：鼻塞、昏沉、心理上的疲憊感、頭痛、頸部疼痛和煩躁易怒等。

胡椒薄荷對應的臟腑是肺臟與肝臟，因此不難想見，從中醫角度來看，它的兩種主要功能就是解表（見第 18 頁）和促進肝氣運行。

頸部疼痛是我執業以來最常見到的身體症狀之一。胡椒薄荷有止痛的作用，經常被用來消解頸部的痛。我們可以從中醫的角度，對頸部疼痛的成因有更深一層的了解，進而找到正確的治療方法。舉例來說，頸部疼痛可能是一般性感冒的症狀之一（風熱或風寒，見第 134 頁），或是來自氣滯，或血虛。胡椒薄荷可以用來處理感冒型頸部疼痛，或是氣滯造成的頸部疼痛，但血虛造成的疼痛需要由羅馬洋甘菊或玫瑰草來處理，而不應使用胡椒薄荷。

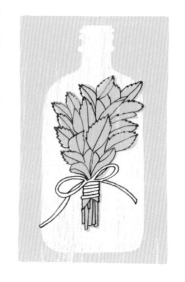

風屬陽，也就是說，它會影響人的上半身及外圍。風邪又分為兩種（見第47頁）：風邪在表，以及風邪入裡。風邪在表是疾病的主要原因之一。如果沒有加以治療，就有可能侵入內裡，形成更嚴重的疾病。雖然風邪在表通常和我們真實感受到的「風」有關，但也可能意味著我們在人生境遇中遭遇的改變。這些改變有可能真的很煩人，就像那句英文片語一樣，「像脖子痛一樣惱人」（pain in the neck）。因此，這時解表是很重要的，這也就是胡椒薄荷該登場的時候。

氣的層級
衛氣

香調
前調－中調

精油萃取部位
葉片

溫度屬性
清涼

對應經絡（臟腑）
肺經（肺臟）、
肝經（肝臟）

對應元素
木、金

適合搭配的精油
羅勒、藍膠尤加利、
澳洲尤加利、乳香、
真正薰衣草、
羅馬洋甘菊、迷迭香

生理作用
祛風熱；消除頸部疼痛、鼻塞、噁心想吐、太陽穴頭痛、頭腦昏沉，以及心理上的疲憊感；解表；行肝氣

情緒心理作用
帶來好心情；令人感覺清醒；消除煩躁易怒和挫折感

氣的層級
衛氣、營氣

香調
前調－中調

精油萃取部位
草葉

溫度屬性
清涼

對應經絡（臟腑）
肺經（肺臟）、
心包經（心臟）

對應元素
火

適合搭配的精油
德國洋甘菊、
羅馬洋甘菊、
天竺葵、
真正薰衣草、
依蘭

生理作用
滋養肌膚；
舒緩神經；
安神

情緒心理作用
消除焦慮和緊張

玫瑰草

Palmarosa（*Cymbopogon martini*）
舒緩、平靜。

玫瑰草是一種從草葉蒸餾而來的精油，它清涼、平撫和滋養的功能，都很接近花朵類精油的效用。

玫瑰草是一種非常百搭的精油，並且有多樣功效。它可以用來滋陰、安神（見第 34 頁）和解表（見第 18 頁）。玫瑰草特別適合那些剛接觸整體療法的人們來使用，因為它能使人心情平和、更加敞開。它也能滋養肌膚，因此是許多護膚乳霜中經常添加的成分。

從西醫角度來看，玫瑰草有卓越的抗病毒功效，可以處理癤腫和皮膚上的熱毒。當然，西醫並不是這本書主要涉及的領域，不過我會提到這些部分，來讓讀者更清楚這些精油還能帶來哪些療癒功效。

玫瑰草很適合用來處理各

式各樣的焦慮。每個人時不時都會有
焦慮的感受,常見的症狀可能包括心
悸、注意力不足、失眠、緊張、恐懼
和擔憂。當我們細看這些症狀,會發
現,許多焦慮都和我們對未來的未知
及不安有關。這時,玫瑰草能幫助我
們放鬆下來,更專注在此時此刻。

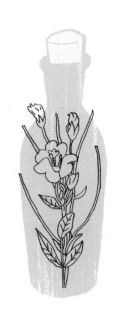

荳蔻

Cardamom（*Elettaria cardamomum*）

在芬芳中喚醒自己。

荳蔻是一種氣味芬芳的香料，可以用在多種甜鹹料理當中。它強大的刺激作用，可以消除瘀滯，這是為什麼荳蔻經常被加在吃起來較有負擔的含糖、含奶或肉類料理中。

荳蔻的使用可以追溯到四千年前，古埃及人用荳蔻製作藥膏，也用來進行宗教儀式；古希臘人則特別青睞荳蔻宜人的香氣，用它來製作香水和幫助維持個人衛生的身體油。

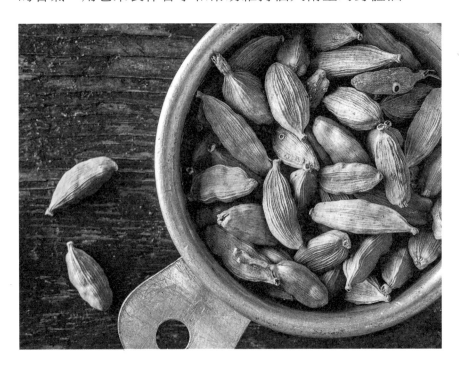

在中醫體系中，荳蔻最常被用來幫助消化、芬芳通竅和化解濕氣（見第50頁）。人體的脾胃網絡（見第156頁）決定消化是否順暢，以及是否能從食物中萃取養分、轉化為能量。如果這個過程因飲食不均衡、壓力或其他不良因素而受影響，脾胃就會功能不彰、無法順利運作。消化系統有可能出現慢性發炎，或是新陳代謝不佳的情況。這樣的狀況通常會被歸為濕邪，不只會使消化功能不振，也會讓頭腦無法清晰判斷。用荳蔻搭配檸檬，可以通竅健脾。

氣的層級
營氣

香調
中調

精油萃取部位
種子

溫度屬性
溫暖

對應經絡（臟腑）
肺經（肺臟）、
脾經（脾臟）、
腎經（腎臟）

對應元素
土、金

適合搭配的精油
橙類、廣藿香、
甜茴香

生理作用
支持消化功能運作；
芬芳通竅

情緒心理作用
消除擔憂

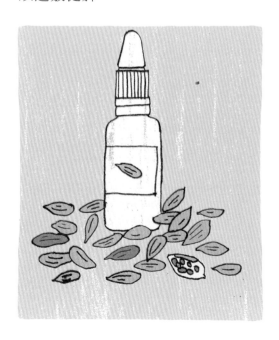

藍膠尤加利

Eucalyptus（*Eucalyptus globulus*）

敞開、清理、擴展。

藍膠尤加利（又叫塔斯馬尼亞藍膠尤加利 Tasmanian blue gum）是一種原生於澳洲的常綠植物，從樹葉及嫩枝可以萃取出性質溫暖的精油。藍膠尤加利的功能相當廣泛，包括解風寒類表証（見第 134 頁），化肺部寒痰（清透無色的痰）、紓解上半身疼痛，以及改善關節炎相關疼痛等。

藍膠尤加利和澳洲尤加利（參見第 102 頁）一樣含有高濃度的 1,8- 桉油醇（見第 132 頁），這表示它們同樣有卓越的抗細菌和抗病毒作用。不過，這兩種尤加利精油有一個重要的分別：藍膠尤加利性溫，澳洲尤加利性涼。

使用藍膠尤加利的注意事項

藍膠尤加利當中有高含量的 1,8- 桉油醇，需要謹慎使用。10 歲以下孩童不可直接以嗅聞的方式使用這類型的精油[1]。不過用來空間擴香的話，由於氣味很淡，並不至於對孩子造成影響。

我不建議以蒸氣吸入法使用藍膠尤加利精油，因為它有可能刺激到喉嚨和鼻竇，建議改用胡椒薄荷或澳洲尤加利來做蒸氣吸入，可以有效改善鼻塞的問題。

---

1 資訊出自《精油安全專業指南：第二版》（Essential Oil Safety: A Guide for Health Care Professionals）（2013 年新版）
作者：羅伯特‧滴莎藍德（Robert Tisserand）、羅德尼‧楊恩（Rodney Young）
出版社：Churchill Livingstone, 2013

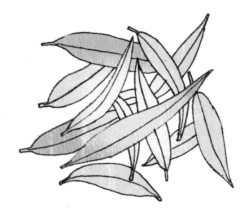

藍膠尤加利有溫暖的作用，因此很適合用來處理風寒的症狀，以及化解肺部的寒痰。事實上，它經常被用來製作喉糖，以舒緩喉嚨痛，也會被加在咳嗽藥水中，帶來祛痰的作用。藍膠尤加利很適合與歐洲赤松、澳洲尤加利以及茶樹一起使用。

藍膠尤加利也是處理風濕寒症的首選用油，從西醫的角度來說，就是關節炎，可以用藍膠尤加利搭配岩蘭草、薑和乳香一起使用。

氣的層級
衛氣、營氣

香調
前調、中調

精油萃取部位
枝與葉

溫度屬性
溫暖

對應經絡（臟腑）
肺經（肺臟）

對應元素
金

適合搭配的精油
羅勒、檸檬香茅、胡椒薄荷、迷迭香、甜馬鬱蘭

生理作用
祛風寒；緩解胸腔充血阻塞、上半身疼痛和關節炎造成的疼痛

情緒心理作用
在感覺窒息時為自己創造空間

103

澳洲尤加利

Eucalyptus（*Eucalptus radiata*）
清涼、歡快、加速。

　　澳洲尤加利（英文俗名又叫窄葉薄荷 narrow-leaved peppermint）是一種原生於澳洲的植物。澳洲尤加利精油的氣味，被認為是芳香療法使用的所有尤加利精油當中，最清新宜人的一種。

　　澳洲尤加利優秀的抗細菌和抗病毒特質相當受人推崇，能有效緩解一般性感冒的常見症狀。從西醫的角度來看，是因為其中有高含量的 1,8- 桉油醇（見第 132 頁）。而澳洲尤加利氣味芬芳，又有清新、乾淨和敞開、清涼的特質，因此經常是遇到風熱症狀（見第 134 頁）時的首選用油。澳洲尤加利特別適合用來處理流鼻水或鼻塞，也是極佳的祛痰劑。

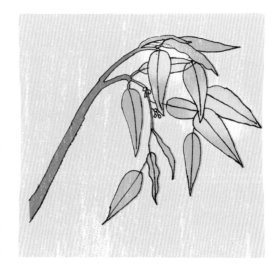

　　澳洲尤加利有改善心情、加快速度的特質，可以為頭腦昏沉或萎靡不振的情況注入活力。會產生濕氣（見第 50 頁）和昏沉的感覺，是因為脾氣虛或

飲食習慣不佳。脾氣虛會造成胸部
充血阻塞，因此，如果我們想要處
理情緒低迷加上胸腔充血阻塞的情
況，就需要用滋補肺氣和脾氣的精
油，來支持澳洲尤加利的效果，例
如迷迭香就是一個很好的選擇。

使用澳洲尤加利的
注意事項

　　澳洲尤加利含有高量的 1,8- 桉油
醇，需要小心使用。10 歲以下孩童
不可使用[2]。

氣的層級
衛氣

香調
前調

精油萃取部位
葉片

溫度屬性
清涼

對應經絡（臟腑）
肺經（肺臟）

對應元素
金

適合搭配的精油
羅勒、藍膠尤加利、
乳香、胡椒薄荷、
迷迭香

生理作用
祛風熱；疏通鼻塞、
緩解上半身疼痛

情緒心理作用
帶來好心情

---

2 資訊出自《精油安全專業指南：第二版》（Essential
　　Oil Safety: A Guide for Health Care Professionals）（2013 年新版）
　　作者：羅伯特‧滴莎藍德（Robert Tisserand）、羅德尼‧楊恩（Rodney Young）
　　出版社：Churchill Livingstone, 2013

甜茴香

Sweet Fennel（*Foeniculum vulgare*）

溫暖、轉化和勇氣。

　　甜茴香精油來自種子。這是一種溫暖且滋養的精油，帶有濃郁的香料氣息，令人聯想到八角或甘草。甜茴香和薑一樣（見第 126 頁）經常用來處理消化問題，因為它能滋補腎氣（身體的藏精庫）和脾氣（掌管消化系統與消化功能）。

　　甜茴香特別能為身體感覺遲緩不振或濕氣沉重（見第 50 頁）的情況帶來幫助。身體濕氣重的主要症狀，就是四肢感

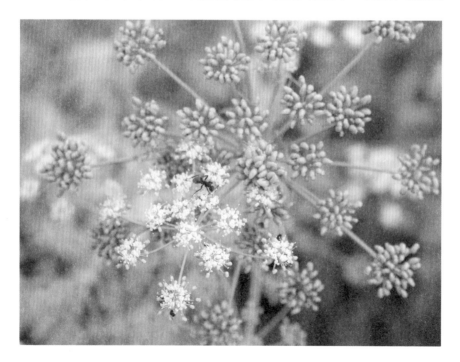

覺沉重、疲憊。甜茴香可以滋補身體
的陽氣（與勇氣和鬥志有關），還可
以化解濕氣。事實上，古羅馬的戰士
相信，吃了甜茴香可以幫助自己更強
壯、更準備好上戰場。

　　吃過乳含量濃郁的印度餐點後，
經常會附上餐後嚼食的甜茴香籽，這
是因為甜茴香籽可以幫助身體消化厚
重、濕氣重的食物。甜茴香也可以溫
暖人體中樞，它能連結人體中沿脊椎
運行的督脈。

氣的層級
營氣

香調
中調

精油萃取部位
種子

溫度屬性
溫暖

對應經絡（臟腑）
肺經（肺臟）、
脾經（脾臟）、
腎經（腎臟）

對應元素
土、金、水

適合搭配的精油
血橙、荳蔻、
檸檬香茅、
廣藿香

生理作用
支持消化功能運
作；溫暖脾臟

情緒心理作用
消除恐懼

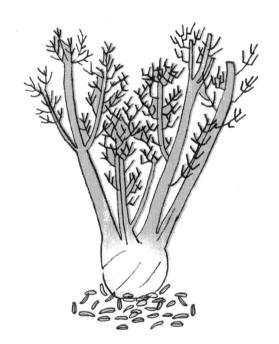

真正薰衣草

Lavender（*Lavandula angustifolia*）

溫和推動、改善情緒、幫助放鬆。

　　真正薰衣草是最受人愛戴、也最被大量使用的一種精油。它有敞開、安撫和清涼的特質，以安神、放鬆思緒和輕柔行氣的作用聲名大噪，幾乎適合所有人使用。最常見的用法，就是幫助人們放鬆。就像佛手柑（見第 88 頁）一樣，它幾乎可以和任何精油搭配使用。它能讓氣味濃重的配方稍微輕盈一些，也能讓太往上行或太過溫暖的配方軟化下來。

　　真正薰衣草可以幫助人們敞開心胸、安定心神（見第 34 頁），並且能清肝火、降心火。它還可以促進胸口氣的流動，因此可以和澳洲尤加利、藍膠尤加利與芳香羅文莎葉一起使用，達到祛痰的效果。

　　可以幫助解表（見第 18 頁），也就是說，它可以和其他適合處理風熱及風寒（見第 134 頁）的精油一起搭配使用。不過，最好用在以上症狀伴隨肝氣鬱滯的時候。

　　真正薰衣草也和情緒上的氣滯有關。由於真正薰衣草是從花朵蒸餾而來，因此它可以藉由幫助人們願意展露自己柔軟的一面，或是分享心中埋藏許久的秘密，使人的心更加敞開。通常，從這個方向使用真正薰衣草精油時，會搭配

胡椒薄荷一起使用。這兩種精油都能對應肺與肝，同時可以促進氣在胸腔流動。

　　真正薰衣草最重要的功能之一，是能確保肝臟能量順利流動。當身體出現氣滯的症狀，例如狂暴易怒、長吁短嘆、肋骨側緣疼痛和脹氣時，真正薰衣草是非常關鍵的用油。適合作為日常隨身攜帶的精油，它能幫助你化解生活中大大小小的煩躁、易怒和挫折感。也適合在壓力龐大的辦公室中用真正薰衣草擴香。

　　真正薰衣草可以搭配檸檬香茅和甜馬鬱蘭，一起處理膽經的氣滯問題。這樣的氣滯，通常也會有臀部至整條腿沿膽經出現疼痛的症狀。

　　我們的身體時時刻刻都在尋求平衡，因此，如果對身體中的氣滯置之不理，最終總會爆發（就像一鍋蓋著蓋子的滾水，終究會掀翻）。我們可以將這樣的爆發視為一種肝火（見第78頁）。真正薰衣草和羅馬洋甘菊經常被用來清肝火、平肝氣，也可以冷卻過盛的怒氣、帶來安神的效果。

氣的層級
衛氣

香調
前調

精油萃取部位
花朵

溫度屬性
清涼

對應經絡（臟腑）
肺經（肺臟）、肝經（肝臟）、心經（心臟）

對應元素
木、火

適合搭配的精油
佛手柑、天竺葵、玫瑰草、胡椒薄荷、羅馬洋甘菊

生理作用
舒緩神經；安神；敞開心胸；清涼降火；行肝氣

情緒心理作用
消解悲傷；有助於表達創意

109

茶樹
Tea Tree（*Melaleuca alternifolia*）
強化、保護、果敢。

　　茶樹幾乎是無人不知、無人不曉的一款精油。它有優秀的抗細菌作用，經常會添加在肥皂、洗手液、牙膏，與各式各樣的居家清潔用品當中。茶樹有一種清涼、乾淨、清新的藥香。

　　眾所皆知，茶樹是一種能對抗多種細菌、病毒和真菌的廣效抗菌油，也有悠長的藥用歷史。澳洲原住民最先發現茶樹的抗菌效果，並用來幫助刀切傷和瘀傷癒合。茶樹精油也可以用來改善青春痘、香港腳，以及其他各種真菌及細菌的感染情況。茶樹也很適合用來緩解流行性感冒造成的肌肉痠痛、疼痛，以及上半身氣滯和腎氣不足造成的腰痛問題。

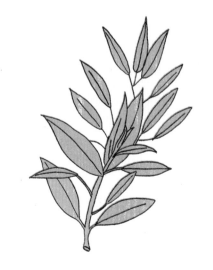

　　茶樹屬於中調，可以滋補肺氣，因此很適合經常感冒、呼吸急促、久咳不癒，或是聲音微弱、不喜發言、上半身水腫的人們。

　　茶樹不只對應肺部，也對應腎臟。很適合用來幫助腎臟「攝納」肺氣（見第 75 頁）。

茶樹可以結合歐洲赤松，來處理一般性的肺氣不足，或是肺腎氣虛的情況。肺腎氣虛的症狀包括：呼吸短促、氣喘吁吁、自汗、腰痛、疲倦、尿多而清、性欲低落等。

茶樹和歐洲赤松（見第120頁）都同時對應到肺臟和腎臟，因此很適合搭配在一起，用來幫助呼吸困難（如氣喘）的情況，或是肌肉的痠痛與疼痛。可以將茶樹和歐洲赤松製成敷包，來處理腎氣不足伴隨呼吸短促、困倦乏力、頻尿與膝蓋和關節疼痛的情況。

我們還可以用一個簡單的方法，把茶樹做成漱口水，來改善喉嚨痛的情況：用 1/3 杯（75ml）清水稀釋 1 滴茶樹精油，在喉嚨疼痛時用來漱口。

氣的層級
營氣

香調
中調

精油萃取部位
葉片

溫度屬性
清涼

對應經絡（臟腑）
肺經（肺臟）、
腎經（腎臟）

對應元素
金、水

適合搭配的精油
藍膠尤加利、
澳洲尤加利、乳香、
胡椒薄荷、
歐洲赤松

生理作用
滋補肺氣；緩解肌肉
痠痛與疼痛（尤其是
背痛）；處理青春
痘、香港腳和其他細
菌與真菌感染

情緒心理作用
情緒心理作用：消解
悲傷和恐懼

羅勒

Basil（*Ocimum basilicum*）
溫暖、活力、集中心神。

　　羅勒（也叫做甜羅勒或法國羅勒）有一種歡欣鼓舞且令人容易接受的香氣。羅勒是經常用在地中海料理的香草，精油來自葉片和開花的頂端。

　　羅勒有溫暖的特質，因此非常適合用來處理風寒（見第134頁）、支持衛氣（見第18頁）。適合搭配羅勒的精油包括芳香羅文莎葉、茶樹或迷迭香，這三種精油都可以支持以上兩個功能。

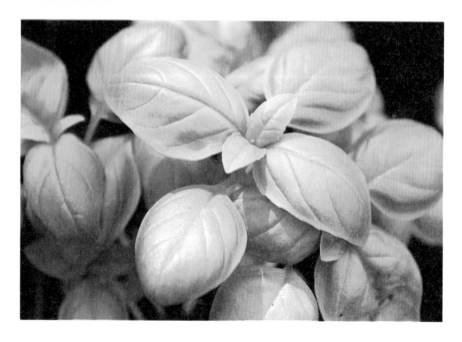

羅勒就像胡椒薄荷（見第95頁）一樣，可以紓解頸部疼痛、疏通鼻塞、增進警覺。不過，由於它有溫暖的特質，因此更適合用在因受涼加劇的頸部疼痛，以及鼻涕為白色或透明的鼻塞。羅勒也可以滋補陽氣、溫暖脾臟，這意味著，它對於便祕也有卓越的效果。

羅勒又分為好幾種不同化學類屬（見第132頁），最常見的是熱帶羅勒（CT甲基醚蔞葉酚）與甜羅勒（CT沉香醇）。熱帶羅勒危險性比較高一些，而甜羅勒是最安全的一種羅勒精油。

氣的層級
衛氣、營氣

香調
前調

精油萃取部位
葉片與花朵

溫度屬性
溫暖

對應經絡（臟腑）
肺經（肺臟）、
脾經（脾臟）、
胃經（胃）

對應元素
土、金

適合搭配的精油
藍膠尤加利、
澳洲尤加利、
檸檬香茅、迷迭香、
胡椒薄荷、

生理作用
祛風寒；緩解上半身
疼痛、鼻塞與便祕；
滋補陽氣；溫暖脾臟

情緒心理作用
增進自信心

穗甘松

Spikenard (*Nardostachys jatamansi*)

內心的聖殿。

　　穗甘松是一種原生於喜馬拉雅山區的植物，英文俗名有時也叫做偽纈草根（false valerian root）或甘松（nard）。spikenard 這個字是希伯來文裡的 nard，也就是「光」的意思。古時，穗甘松曾經是最昂貴、最神聖的一種精油。不僅在聖經裡被多次提及，在所羅門王的《雅歌》（Song of Songs）中，也和沒藥、肉桂共同被提起多次。

　　穗甘松有一股深邃、濃重、如麝香般的香氣。這股氣味對多數人來說都是非常濃烈的，並且有讓人下沉的特質。穗甘松的作用是向內走的，因此很適合用來處理和火有關的病症，例如失眠、某些種類的頭痛，以及激動的情緒。穗甘松特別適合在內心充滿不確定感的時候使用，它能幫助我們把能量放回自己身上，穩穩紮根。

　　穗甘松對應的經絡是心包經、心經、肝經和腎經。從中醫的角度

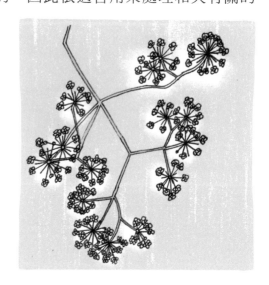

來看，它可以緩和肝陽上亢、清心火。穗甘松是鎮定效果最強的精油之一。

穗甘松就像岩蘭草（見第 97 頁）一樣，能對應到下半身的各個面向，並為人們注入深沉的放鬆與平靜感。下列幾個特定的穴位點，和穗甘松特別有關：腎經的湧泉穴（KD1）、督脈的大椎穴（DU14）和任脈的關元穴（RN4）。穗甘松也和薦骨（脊椎的底部）及腳底有關。

適合搭配穗甘松的精油包括：天竺葵、佛手柑和真正薰衣草。這些精油都是平靜安撫的精油，但能稍微平衡穗甘松向下的特質。

使用穗甘松的注意事項

穗甘松不可用來處理表証（見第 18 頁），例如一般性感冒，因為穗甘松有向下引導的特質，有可能讓外邪更向內走。

氣的層級
元氣

香調
後調

精油萃取部位
根部

溫度屬性
清涼

對應經絡（臟腑）
心經（心臟）、
心包經（心臟）、
肝經（肝臟）、
腎經（腎臟）

對應元素
水

適合搭配的精油
佛手柑、
德國洋甘菊

生理作用
使升發的陽氣下沉；
緩解失眠

情緒心理作用
安撫支離破碎或是不紮根的感覺；幫助連結到更深層的自己

天竺葵

Geranium（*Perlagonium graveolens*）
感恩、慈愛、和藹。

天竺葵的香氣相當柔軟，令人聯想到母親的愛護與關懷。天竺葵精油來自莖桿、絲絨般的葉片以及花朵，不過大部分的療癒成分都集中在葉片上。天竺葵精油在美容保養界相當受到重視，因為它不只能舒緩乾性肌膚，還可以為肌膚保濕補水，是如假包換的平衡型精油。

天竺葵的葉片柔軟如絲絨，從這點可以看出天竺葵精油有軟化和安撫的作用。它的生長型態還提供了另一個線索：天竺葵的葉片在下雨天時會接住水滴。水屬陰，也有滋養的意味，因此不難推測，天竺葵精油也有滋陰的功效。

天竺葵有抗真菌和抗細菌的作用，因此長久以來，都被用來治療香港腳或濕疹等真菌感染的情況。天竺葵也可以製成防蟲噴霧，或是用來止癢。以上都是使用天竺葵的極佳方式，但天竺葵精油對心和神（見第 34 頁）的影響效果，是它最重要的屬性特質。

天竺葵和我們的心、肝和腎都有很大的關聯。它可以幫助我們原諒、放下，敞開來開展新的人生。也就是說，它可以幫助我們打開心中心（heart center），幫助我們感到平靜、感恩，讓我們重新感覺有空間可以舒展。天竺葵就像是一個慈愛的母親，能幫助我們經歷生命中的種種變化，讓我

們有空間和足夠的平靜來接受它們。天竺葵很適合搭配馬鞭草酮迷迭香（見第132頁）來滋補心氣，畢竟在療癒時，我們不只需要感恩、愛與仁慈之心，還需要力量和剛毅的勇氣。

天竺葵可以滋陰、清心，也是透過清涼屬性來平撫焦慮、躁動不安的首選用油。

天竺葵能幫助我們敞開心，因此很適合搭配真正薰衣草來增進自己和自己（或與伴侶）的親密溝通。也就是說，天竺葵能幫助我們敞開自己、真實表達，並且能讓那些需要在關係裡握有掌控權的人，更加柔軟隨和。

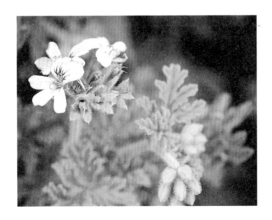

氣的層級
衛氣、營氣

香調
前調、中調

精油萃取部位
葉片、莖梗與花朵

溫度屬性
清涼

對應經絡（臟腑）
肺經（肺臟）、
心經（心臟）、
腎經（腎臟）、
肝經（肝臟）

對應元素
火、水

適合搭配的精油
佛手柑、檀香、
真正薰衣草、
依蘭

生理作用
滋養肌膚；
舒緩神經；安神

情緒心理作用
緩解焦慮、煩躁不安、神經緊張以及害怕溝通的感受

甜馬鬱蘭

Sweet Marjoram（*Origanum majorana*）

肌肉鬆弛好手。

　　甜馬鬱蘭的拉丁學名，是來自希臘文的「oros」和「garnos」這兩個字，意思是「群山的喜悅」（joy of the mountains）。

　　甜馬鬱蘭精油對於心靈與精神有珍貴的清涼作用，但同時，又對肌肉有溫暖的效果，可以軟化僵硬、紓解疼痛。甜馬鬱蘭精油可以當作肌肉止痛劑，用來緩解各種肌肉疼痛與不舒服，不過它對於和膽經有關的肌肉疼痛，以及頸部、肩部和髖部的疼痛特別有效。事實上，髖部疼痛經常會伴隨著肩頸疼痛，反之亦然。如要處理肩頸疼痛，可以用甜馬鬱蘭加上胡椒薄荷與澳洲尤加利或藍膠尤加利精油；處理髖部疼痛，可以用甜馬鬱蘭加上檸檬香茅或藍膠尤加利精油。

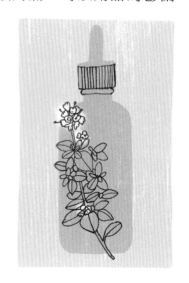

　　從中醫的角度來看，甜馬鬱蘭的主要作用包括解表（見第18頁）、促進氣的流動、平抑升發的陽氣，以及安神（見第34頁）。

　　當我們提到解表時，大部分時候都是指處理感冒症狀。甜馬鬱蘭

精油可以用來處理風熱或風寒型感冒（見第134頁），尤其當感冒症狀伴隨著肌肉痠痛與疼痛的時候。肌肉位於臟腑之外，而肌肉疼痛的身體感受是意識層面上的感覺。這是為什麼許多能夠解表的精油，也同時能夠紓解疼痛。

肩頸疼痛的常見原因是肝陽上亢，這通常是因為情緒和壓力浮現出來，卻沒有完整地被向外表達。出現這樣的情況時，情緒和壓力就會卡住或被困在上肩部和下巴等部位。當伴侶關係或工作上出現壓力，很容易就會出現陽氣上亢的問題。陽氣上亢的症狀還包括頭痛、失眠、憤怒、暈眩和肩頸下巴的疼痛。而甜馬鬱蘭可以平抑上亢的陽氣。有趣的是，這個作用也能對應到甜馬鬱蘭的禁慾功能：它被認為有抑制性慾的作用。

甜馬鬱蘭精油也可以消解壓力、安神、放鬆神經。由於它特別對應到上背部和髖部肌肉，因此也很適合在運動過後用來放鬆肌肉。

氣的層級
衛氣、營氣

香調
前調、中調

精油萃取部位
葉片

溫度屬性
清涼和溫暖

對應經絡（臟腑）
肺經（肺臟）、
肝經（肝臟）

對應元素
木、火

適合搭配的精油
澳洲尤加利、乳香、
真正薰衣草、
檸檬香茅、茶樹、
芳香羅文莎葉

生理作用
安神；緩解失眠與肌
肉、關節疼痛（尤其
是頸部、肩膀和髖部
的疼痛）

情緒心理作用
緩解焦慮

廣藿香
Patchouli (*Pogostemon cablin*)
性感、神秘、滋養。

　　廣藿香精油有一種濃郁、土壤、神秘……以及對某些人來說，非常性感的氣味。一旦人們聞過廣藿香的味道，必不會輕易遺忘。廣藿香屬於後調，能在身體許多系統都發揮功效，因此成為倍受重視的精油之一。它的主要功效對應在心、脾與胃。

　　廣藿香經常令人聯想到高喊自由與愛的嬉皮士，以及六〇年代的新時代運動。不過在古埃及時代，人們是把廣藿香當作藥草使用。廣藿香原生於亞洲熱帶地區，它生長在潮濕的環境，在雨季生長得特別迅速。

　　廣藿香在亞洲地區是居家庭院中常見的植物，它的葉片是治療消化不良、噁心嘔吐、腹瀉、食物中毒和寄生蟲的藥草。從中國藥草學來看，廣藿香的葉片可以去濕邪（見第 50 頁），尤其是脾胃虛弱、營養不良、暴飲暴食、水源不乾淨，或濕熱環境所造成的濕邪。廣藿

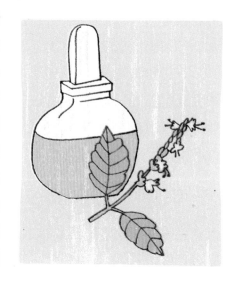

香有強大的抗真菌、抗病毒與抗微生物作用，經常被用來製作線香、香水、肥皂與美容保養品。

從中醫的角度來看，廣藿香可以安神（見第34頁）、清心、和諧脾胃、運化濕氣、養血。除了這些中醫功效之外，廣藿香還可以催情，或用來修復皮膚的輕度刺激和不適。

廣藿香可以帶來深深的平靜。記得，思傷脾，因此煩憂和脾有關，而廣藿香可以安神健脾。我最常在焦慮伴隨消化問題的客戶身上使用廣藿香，或者僅僅是擔憂和焦慮也可以使用。

氣的層級
元氣

香調
後調

精油萃取部位
葉片

溫度屬性
稍微有溫暖作用

對應經絡（臟腑）
肺經（肺臟）、
胃經（胃）、
脾經（脾臟）、
心經（心臟）

對應元素
土

適合搭配的精油
血橙、檸檬香茅、
橙花、甜茴香

生理作用
安神；放鬆神經系統；支持消化功能運作

情緒心理作用
緩解焦慮和擔憂

歐洲赤松

Scots pine（*Pinus sylvestris*）
乾淨、清晰、直接。

　　歐洲赤松精油有溫暖和滋補的作用，伴隨著清新俐落的香脂氣息。歐洲赤松長久以來都是製作咳嗽糖漿和感冒藥品的成分之一，可以幫助身體排出痰液。

　　歐洲赤松和肺與腎有關，並且和茶樹（見第108頁）一樣，有同時滋補肺部與腎臟的作用。歐洲赤松精油經常被用來幫助排出肺部痰液、滋補肺臟，以及舒緩肌肉痠痛。用歐洲赤松加上芳香羅文莎葉和茶樹精油來泡澡，可以舒緩感冒造成的肌肉痠痛。它的滋補效果，很適合在感冒或生病後，用來強化衛氣（見第18頁）。

　　歐洲赤松不僅可以強化腎氣，還可以改善腎氣不足的三個主要徵兆：意志力薄弱、性慾低落和後腰疼痛。歐洲赤松也可以幫助強化工作過勞或壓力造成的腎氣不足。

　　歐洲赤松精油也是那些沉溺在過往，緊抓著遺憾或罪惡感不放的人，需要使用的關鍵精油。當我們滋補肺氣，就是允許自己攝入當下的生命能量，也意味著更活在當下。

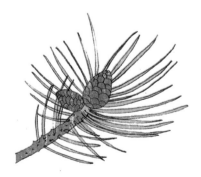

　　就身體層面來說，痰液是一個實際的阻礙，會妨礙我們的呼

吸。不過從情緒層面來看，那些總是有過多黏液或痰液的人，很可能是緊緊抓著某個負面經驗不放，並因此變得自信低落。用歐洲赤松精油搭配乳香，可以袪痰化痰，幫助呼吸更深沉。

歐洲赤松精油有溫暖止痛的特質，加上與腎臟有連結，因此是處理寒痹（見第181頁）的重要用油。有許多精油都可以搭配歐洲赤松一起處理寒痹的症狀，例如：岩蘭草、薑、檀香、藍膠尤加利、芳香羅文莎葉、茶樹和甜馬鬱蘭。

使用歐洲赤松的注意事項

歐洲赤松精油含有高比例的 α-松油萜（α-pinene），這意味著它氧化的速度相當快[3]，如要避免氧化變質，最好存放在冰箱中。氧化後的歐洲赤松精油有可能對皮膚造成刺激。

氣的層級
營氣

香調
中調

精油萃取部位
針葉

溫度屬性
溫暖

對應經絡（臟腑）
肺經（肺臟）、
腎經（腎臟）

對應元素
金、水

適合搭配的精油
乳香、檸檬香茅、
迷迭香、茶樹

生理作用
滋補肺氣與腎氣；
舒緩腰痛、肌肉疼痛與肌肉無力；增強男性性慾

情緒心理作用
幫助了結；強化意志力

---

3 資訊出自《精油安全專業指南：第二版》（Essential Oil Safety: A Guide for Health Care Professionals）（2013 年新版）
作者：羅伯特・滴莎藍德（Robert Tisserand）、羅德尼・楊恩（Rodney Young）
出版社：Churchill Livingstone, 2013

氣的層級
元氣

香調
後調

精油萃取部位
木

溫度屬性
清涼

對應經絡（臟腑）
心經（心臟）、
腎經（腎臟）

對應元素
火、水

適合搭配的精油
佛手柑、肉桂、
乳香、天竺葵、
薑、橙花、
廣藿香、玫瑰、
岩蘭草

生理作用
安神；養心

情緒心理作用
幫助靜心冥想、
更深層的理解和
接納

檀香

Sandalwood（*Santalum album*）
靜思冥想。

白檀（*Santalum album*）是原生於印度的植物。不過，目前印度當地已經對檀香的砍伐採取限制措施。而澳洲是唯一以生態永續的方式種植印度白檀的地區。在澳洲和印尼等地，還有一種名為澳洲檀香（*Santalum spicatum*）的品種，它的香氣和作用都與印度白檀相當類似。

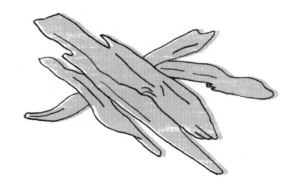

千年以來，檀香都是幫助人們設定意念、接近神性、靜心冥想、從內在找到自我中心的重要植物。檀香最早記載於四千多年前的印度文獻中，作為中國傳統藥材也有千年以上的歷史。檀香被人們視為幫助靜心冥想的不二之選，這種時候，人們通常會將檀香施用在印堂的位置（兩眉之間的穴位，也叫做第三隻眼）。

檀香是一種半寄生植物，也就是說，它的根部會寄附在其他樹上，藉以成活。一棵檀香樹可能需要幾十年才能長到成年的大小規模，就像智慧也需要時間方能淬鍊出來。

檀香是男人的催情劑，可以加上丁香或肉桂來達到這個效果。此外，用在皮膚上能帶來清涼的效果，加了檀香的香膏可以用來修復皮膚紅腫或搔癢的問題。

芳香羅文莎葉

Ravensara（*Ravensara aromatica*）

個性正直的象徵。

芳香羅文莎葉的英文俗名又叫丁香肉豆蔻（clove nutmeg），有一種清涼卻嗆辣的氣味。芳香羅文莎葉是一種陰性（見第38頁）的精油，也就是一種和情緒有關的精油。

當人們經歷失去或悲傷，通常需要藉由一些幫助，才能好好活在當下，去履行日常生活的責任義務。我們的肺和呼吸息息相關，它也是和處在當下最密切關連的臟腑。肺氣很自然地會嚮往自己是豐沛而有生產力的，而芳香羅文莎葉可以在這過程中提供協助。當我們的肺氣或衛氣（見第38頁）

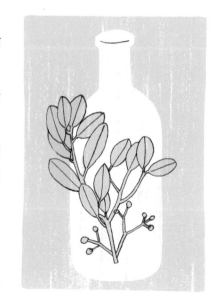

較弱時，就很容易受疾病侵襲，芳香羅文莎葉不只會強化肺氣，還能解表（見第18頁），或許還會進一步幫助我們更活在當下，而不是沉溺於過去。芳香羅文莎葉精油也可以用來處理一般性感冒或流感，讓我們更有氣力進行日常事務。

我的老師之一，傑夫里·袁（Jeffery Yuen）曾說過，芳香羅文莎葉精油有放鬆豎脊

肌群（沿脊椎分布的一組肌肉群）的作用，這和肺氣有關嗎？應該說，肺和金元素都和個性正直有關（見第44~45頁），而脊椎正是一種正直的象徵。如果一個人的脊椎是正直、對齊的，那麼他就能夠深深地呼吸。長期肺氣不足的人，通常都是彎腰駝背的，而且駝背的人很難做深呼吸。當脊椎端正，呼吸就能獲得調節，而腎臟也就能好好地「攝納」肺氣。

使用芳香羅文莎葉的注意事項

芳香羅文莎葉精油中含有甲基醚蔞葉酚這個成分，因此有致癌風險，我會建議以不超過 1% 的濃度來使用[4]。此外，它也含有高含量的檸檬烯，因此最好放在密封的容器中，在放置冰箱保存，以免氧化過快。

氣的層級
衛氣－營氣

香調
前調－中調

精油萃取部位
葉片

溫度屬性
清涼

對應經絡（臟腑）
肺經（肺臟）

對應元素
金

適合搭配的精油
藍膠尤加利、
澳洲尤加利、
檸檬香茅、
甜馬鬱蘭

生理作用
滋補肺氣；緩解
肌肉痠痛與疼痛

情緒心理作用
消解悲傷和難過
的情緒

---

4 資訊出自《精油安全專業指南：第二版》（Essential Oil Safety: A Guide for Health Care Professionals）（2013 年新版）
作者：羅伯特・滴莎藍德（Robert Tisserand）、羅德尼・楊恩（Rodney Young）
出版社：Churchill Livingstone, 2013

氣的層級
營氣

香調
中調

精油萃取部位
根部

溫度屬性
溫暖

對應經絡（臟腑）
肺經（肺臟）、
脾經（脾臟）、
胃經（胃）、
腎經（腎臟）

對應元素
火、土

適合搭配的精油
荳蔻、廣藿香、
檀香、岩蘭草

生理作用
消除疲勞、緩解因冷
加劇的肌肉和關節疼
痛（尤其是腰部、髖
部與膝蓋的疼痛）；
支持消化功能運作；
溫暖經絡；補脾陽

情緒心理作用
帶來勇氣、自信、承
受力和意志力

薑

Ginger（*Zingiber officinalis*）
辛辣、行動、強化。

薑是一種非常溫暖、辛辣的
精油。從新鮮的薑蒸餾出來的精
油，氣味較淡卻更芬芳，而用乾
薑蒸餾的精油質地濃稠，更具備
向內走的特質。

每一個人都需要有足夠的溫
度和氣，才能讓腸道正常運作。
薑有溫暖、行動和強化的特質，
因此經常被用來幫助消化和腸道
蠕動。

薑經常被用來處理因冷加劇
的消化不適和各種疼痛。因此，

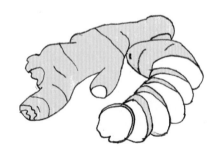

薑很適合用來調理脾氣虛和腎氣不足情況。

　　薑能滋補脾氣和腎氣。脾掌肌肉，因此脾氣虛會使得肌肉虛弱無力。強壯的肌肉或多或少都和意志力有關。腎臟也和意志力及承受度有關，從這裡可以看出脾跟腎的依存關係。

　　寒濕痹（見第 181 頁）是中醫中常見的病症，其中常見的症狀就是因冷加劇的肌肉、關節或骨頭痛。在西醫中，這樣的情況被稱為關節炎。薑通常會和乳香、沒藥、甜馬鬱蘭、芳香羅文莎葉、茶樹、丁香或肉桂一起搭配使用，來處理寒濕痹的問題。

使用薑的注意事項

　　由於薑有溫暖的特性，因此孩童不宜使用。如果出現陰不足的症狀，例如熱潮紅（臉部泛紅）、夜汗、情緒擺盪和失眠等情況，也要謹慎使用。

迷迭香

Rosemary（*Rosmarinus officinalis*）

行氣、提氣。

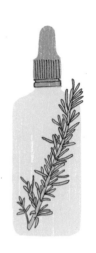

　　迷迭香是一種溫暖型精油，能提升、滋補脾氣，提升肝氣並促進肝氣流動，還可以滋補肺氣。當迷迭香和其他精油一起組合成配方，它就是這個配方的王——迷迭香的能量去到哪裡，其他精油就會跟到哪裡。我們可以用真正薰衣草來冷卻、平撫迷迭香升發的特性。

　　迷迭香有解表（見第 18 頁）、滋補肺氣與脾氣、提升脾

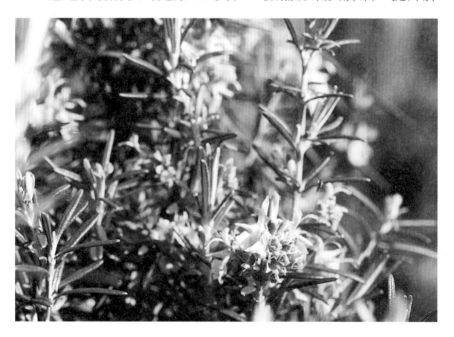

陽、整體提氣等作用，這些功效在處理許多消化不適症狀時（見第 5 章），會整合起來發揮整體性的作用。

當脾氣虛，就會下潛，不會把精純之氣往上送。脾氣虛的後果之一，就是濕邪（見第50頁），而迷迭香是處理沉重、便溏、精神疲倦等濕邪症狀的關鍵精油之一。迷迭香也可幫助消除憂慮，因為它能提升肝氣。

人們都知道迷迭香和記憶有關，近年也有研究證實兩者之間的關係。研究發現，迷迭香富含 1,8- 桉油醇，可以改善專注力和集中度。當脾氣強盛時，我們的智力和專注力都會精銳而強大。

迷迭香也可以提升脾陽，這有助於發展堅定的態度和自信

使用迷迭香的注意事項

迷迭香精油不可用於 5 歲以下嬰幼兒的臉部附近。

氣的層級
衛氣、營氣

香調
前調、中調

精油萃取部位
葉片，有時候也有花朵

溫度屬性
溫暖

對應經絡（臟腑）
肺經（肺臟）、
脾經（脾臟）、
肝經（肝臟）、
膽經（膽）

對應元素
土、金、木

適合搭配的精油
藍膠尤加利、
真正薰衣草、
胡椒薄荷、甜馬鬱蘭

生理作用
消除疲勞、肌肉無力和消化系統的疑難雜症；預防感冒；提升陽氣；提升脾氣、滋補脾氣;提升肝氣、促進肝氣流動；滋補肺氣

情緒心理作用
消除煩躁、易怒和挫折感；激勵低落的自信心

心。迷迭香還能強化脾臟，幫助關閉身體的竅（孔穴），保護我們不受感冒侵襲。這個功能很重要，因為我們需要強壯的個人界限，才能保護自己不受外邪（見第 47 頁）和人際關係中負能量的影響。

迷迭香可以平衡身體內在的體質。如果你仔細觀察迷迭香生長的樣子，會發現它們大部分是筆直上揚、向外，在對整個世界分享它的能量。迷迭香精油對身體也有類似的作用，它能引導我們身體的氣。

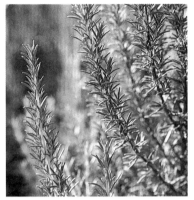

不同化學類屬的迷迭香

有些精油，雖然是萃取自同一品種的植物，卻會有不同的化學成分（並因此展現出不同的療癒特質）。像這樣的精油會透過化學類屬來做區分，也就是根據其中含量最高的化學成分來做分類。例如樟腦、1,8- 桉油醇、松油萜和馬鞭草酮都是不同化學類屬的例子。

像這樣被區分為不同化學類屬的精油有羅勒、薰衣草、迷迭香和百里香。舉例來說，迷迭香的幾個常見化學類屬就包括：

- **樟腦迷迭香**（*Rosmarinus officinalis ct. camfor*）：這種迷迭香精油的樟腦成分含量最高，因此是最適合用來處理肌肉疼痛的迷迭香精油。它也可以用來激勵頭腦、喚醒精神。
- **桉油醇迷迭香**（*Rosmarinus officinalis ct. cineole*）：這種迷迭香精油的 1,8- 桉油醇成分含量最高，通常會用來處理呼吸道不適的問題。
- **馬鞭草酮迷迭香**（*Rosmarinus officinalis ct. verbenone*）：一般認為，這是最柔軟的一種迷迭香精油，香氣最為好聞。

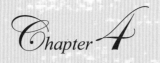

Chapter 4

適合呼吸系統
的精油

芳香療法能有效處理呼吸系統的多種問題。
大部分對應肺部系統的精油，都是來自果皮、葉片
與針葉的精油。這些精油可以解表（見第 18 頁）、
滋補肺氣，其中有許多還有優秀的抗細菌作用。

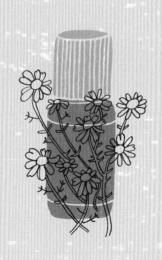

呼吸道不適

遇到呼吸道方面的問題，傳統中醫經常做出的診斷是以下幾種：衛氣不足、風熱、風寒、肺氣不足，以及痰阻於肺。

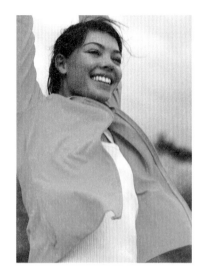

衛氣不足

衛氣（見第 18 頁）關係到身體的表層，它存在於皮膚和肌肉之間。衛氣就像是人體的一道牆壁，能抵禦外來病因、或外在環境中任何「不良之物」入侵。當一個人的衛氣強壯，會擁有清晰的人我界限，並且有足夠的精力去進行日常事務。當衛氣不足，身體自然就會變得虛弱。稍後在本章你會看到，我們必須要擁有健康的消化功能，才能強化衛氣，進而強化肺氣——也就是擁有豐沛的後天之氣（見第 30 頁）。

風是中醫系統中致病的外邪之一（見第 47 頁），也是變化的代名詞。我們都需要有足夠的衛氣，才能經歷生命中的轉變、挑戰和波瀾。如果衛氣虛弱，就很容易被感冒、流感或肺炎擊垮。

風熱與風寒

中醫將一般性感冒分成兩種：風熱型感冒與風寒型感冒。

常見的兩種中醫感冒類型

風寒型感冒	風熱型感冒
怕冷且怕風	怕風
發冷，不發燒	發冷且發燒（發燒的情況比發冷嚴重）
喉嚨癢	喉嚨痛
流鼻水，鼻涕清澈	鼻涕為黃色
不渴	口渴

不過，治療這兩種感冒有一個通用的原則：解表。只不過，用來解表的精油組合會有所不同。一般來說，我們會用兩種清涼的油，加上一種溫暖的油，來為風熱型感冒解表；用兩種溫暖的油，加上一種清涼的油，來為風寒型感冒解表。這類配方主要應以前調類精油為主，因為它們能幫助達到解表的效果，另外再搭配一支中調類精油，來滋補肺氣與衛氣。

肺氣不足（肺氣虛）

　　肺氣不足的常見症狀包括：呼吸短促、自汗、頻繁感冒、輕咳、畏寒。從中醫的角度來看，五臟六腑是相互依存的，也就是說，肺氣不足不會只是肺臟的問題。肺氣不足通常是脾氣與腎氣不足造成的。簡單來說，脾臟要有足夠的能力，將後天之氣轉化為純粹的氣，才能運送到肺部，成為肺氣；而腎臟的溫暖功能必須正常發揮，才能供給脾臟運行過程所需的支持。因此，你會發現，能強化肺氣的油，例如茶樹與迷迭香，也都和腎臟有關係。

痰阻於肺

肺氣不足也可能導致肺部阻塞。其中的原因有二：首先，脾弱會導致體內濕氣累積（見第 50 頁）——從中醫的角度來看，脾臟的濕氣會上犯肺系。因此，第二，當肺氣不足，就無法讓氣在胸腔運行，進而累積成痰。

許多能強化肺臟、幫助解表的精油，也都能用來祛痰。痰必須透過咳嗽離開身體，因此使用後可能會有幾天感到症狀加劇。

改善呼吸系統的精油配方

血橙精油
解表，疏散風熱

工具 & 材料
- 5ml 精油瓶
- 荷荷芭油
- 6 滴血橙精油

調和 & 使用
1. 在精油瓶中注入 1 小匙（5ml）的荷荷芭油，然後加入血橙精油，花點時間搖晃均勻。
2. 取 2~3 滴油塗在大腸經－商陽穴（LI1）。用大拇指或食指，輕輕在穴道上以畫圓的方式按摩 27 次。
3. 取 2~3 滴油塗在肺經－少商穴（LU11）。用大拇指或食指，輕輕在穴道上以畫圓的方式按摩 27 次。

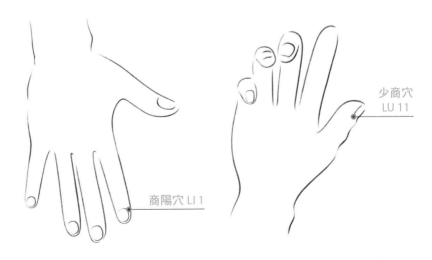

少商穴 LU 11

商陽穴 LI 1

茶樹乳香精油
強化腎、肺，支持呼吸系統

這個配方用法應該要一天重複三次，它能強化肺氣和腎氣、敞開心胸，
幫助呼吸更深沉。

工具＆材料
- 10ml 精油瓶　• 荷荷芭油　• 4 滴茶樹精油
- 2 滴乳香精油　• 1 滴佛手柑精油

調和＆使用
1. 在精油瓶中注入 2 小匙（10ml）的荷荷芭油，然後加入茶樹、乳香
   和佛手柑精油，花點時間搖晃均勻。
2. 在掌心滴 1 滴油，用掌心嗅聞技巧（見第 66 頁），深深嗅聞精油的
   香氣。
3. 取 1 滴油塗在肺經－太淵穴（LU9）。用大拇指或食指，輕輕在穴道
   上以畫圓的方式按摩 9~27 次。這麼做可以增強肺氣。
4. 取 1 滴油塗在大拇指或食指，然後將手指放在任脈－膻中穴（RN17）
   的位置。輕輕在穴道上以畫圓的方式按摩 9~27 次。這麼做可以敞開
   胸腔。
5. 取 1 滴油塗在大拇指或食指，然後將手指放在腎經－復溜穴（KD7）
   的位置。輕輕在穴道上以畫圓的方式按摩 9~27 次。這麼做可以強化
   肺氣、增強意志力。
6. 再一次在掌心滴 1 滴油，透過掌心嗅聞技巧，深深嗅聞精油的香氣。

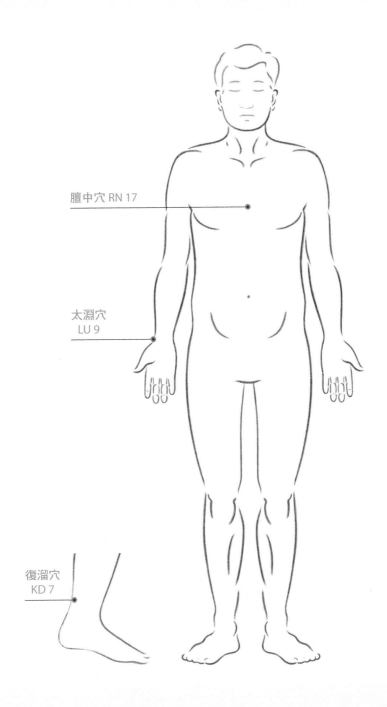

膻中穴 RN 17

太淵穴
LU 9

復溜穴
KD 7

胡椒薄荷 ①
改善突如其來的頸部僵硬

工具＆材料
- 5ml 精油瓶　• 荷荷芭油　• 8~10 滴胡椒薄荷精油
- 熱敷包（製作方式見第 70 頁）　• 浴巾

調和＆使用

1. 在精油瓶中注入 1 小匙（5ml）的荷荷芭油，然後加入胡椒薄荷精油，花點時間搖晃均勻。

2. 取 10 滴油入掌心，按摩後頸和整個斜方肌（也就是上背部，以及肩膀與頸部），一路向右，直到右肩的大腸經－巨骨穴（LI16），重複 27 次。

3. 再取一些油，按摩後頸和整個斜方肌（也就是上背部，以及肩膀與頸部），一路向左，直到左肩的大腸經－巨骨穴（LI16），重複 27 次。

4. 用熱敷包敷在頸部疼痛的地方，上面再覆蓋一條乾燥的浴巾，靜靜放著，直到敷包溫度褪到與體溫同熱。

巨骨穴 LI 16　　巨骨穴 LI 16

胡椒薄荷 ②
改善鼻塞

配方 1：蒸氣吸入法
工具＆材料
- 1 個大碗　• 2~4 滴胡椒薄荷精油　• 浴巾

調和＆使用

1. 在碗中注入滾水。靜置幾分鐘待水稍微降溫，然後加入 2 滴胡椒薄

荷精油（先從 2 滴開始，如果不夠，再繼續添加）。稍加攪拌，讓蒸氣飄散出來。

2. 在頭部上方蓋上浴巾，小心地把臉貼近水面，直到距離大約 15 到 20 公分遠。閉上眼睛，慢慢用鼻子吸氣幾秒鐘，然後抬起頭來吐氣。

3. 重複吸氣和吐氣的動作，三到五次。

配方 2：沖澡配方

工具 & 材料

• 2 滴胡椒薄荷精油　• 2 滴澳洲尤加利精油

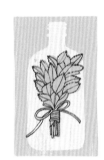

調和 & 使用

1. 打開熱水，讓蓮蓬頭的熱水傾灑 1 分鐘左右。

2. 在淋浴間地板上滴入 2 滴胡椒薄荷精油和 2 滴澳洲尤加利精油。

3. 開始洗澡，你一定馬上會覺得自己好多了。

配方 3：精油配方

工具 & 材料

• 5ml 精油瓶　• 荷荷芭油　• 8~10 滴胡椒薄荷精油

調和 & 使用

1. 在精油瓶中注入 1 小匙（5ml）的荷荷芭油，然後加入胡椒薄荷精油，花點時間搖晃均勻。

2. 取 1 滴油塗在雙手食指上，輕輕將油塗在臉部兩側的大腸經－迎香穴（LI20）。做幾次緩慢的深呼吸。

3. 取 2 滴油塗在雙手食指上，輕輕將油塗在後腦勺兩側的膽經－風池穴（GB20）。在穴道上以畫圓的方式輕輕按摩。

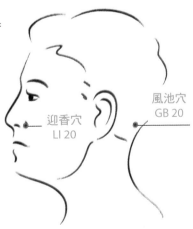

迎香穴
LI 20

風池穴
GB 20

按摩精油祛痰劑
消解黃痰

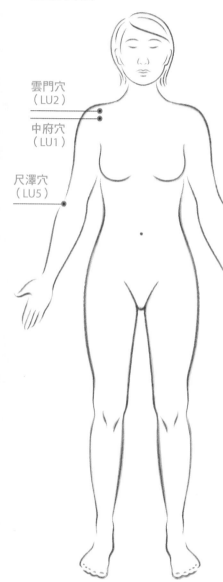

雲門穴
（LU2）

中府穴
（LU1）

尺澤穴
（LU5）

工具 & 材料

- 5ml 精油瓶 　・荷荷芭油
- 3 滴澳洲尤加利精油
- 1 滴茶樹精油
- 1 滴甜羅勒（沉香醇羅勒）精油
- 熱敷包（製作方式見第 70 頁）
- 浴巾

調和 & 使用

1. 在精油瓶中注入 1 小匙（5ml）的荷荷芭油，然後加入澳洲尤加利、茶樹和甜羅勒精油，花點時間搖晃均勻。

2. 取 3 滴油塗在肺經－尺澤穴（LU5）。用大拇指或食指，輕輕在穴道上以畫圓的方式按摩 9 次。

3. 取 3 滴油塗在大拇指或食指，將手指放在肺經－中府穴（LU1）的位置。輕輕在穴道上以畫圓的方式按摩。

4. 取 3 滴油塗在大拇指或食指，將手指放在肺經－雲門穴（LU2）的位置。輕輕在穴道上以畫圓的方式按摩。

5. 手握鬆拳，輕輕敲打肺經－中府穴（LU1）和雲門穴（LU2），持續 30 秒。

6. 仰躺下來，做幾次深呼吸。將熱敷包放在上胸，然後拿一條浴巾覆蓋住。手握鬆拳，輕輕敲打胸口 1~2 分鐘（如果有伙伴可以幫忙，這個步驟應該在上背部也要重複一次）。

身體去角質霜 改善一般性感冒

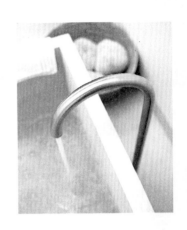

當你感覺自己好像感冒了，就可以在洗澡時使用
這個去角質霜。

工具 & 材料
- 1~2 滴澳洲尤加利精油 • 1 小匙（5ml）海鹽
- 一個小的容器 • 2 小匙（10ml）荷荷芭油

調和 & 使用
1. 在容器中放入尤加利精油和海鹽，然後淋上荷荷芭油。
2. 洗熱水澡。輕輕取三分之一的精油浴鹽在掌心，然後用力地沿手臂
   內側（掌心同側）到後頸之間上下搓洗，重複 9 次。
3. 在另一側進行同樣的步驟。

泡澡液體皂 可舒緩感冒與肌肉疼痛

工具 & 材料
- 2 小匙（10ml）卡斯提亞橄欖液體皂（liquid Castile soap）（也可以
  用任何植物油或荷荷芭油取代）
- 3 滴芳香羅文莎葉精油（滋補肺氣、放鬆肌肉、消除疼痛）
- 1 滴茶樹精油（滋補肺氣、放鬆肌肉、消除疼痛）
- 1 滴澳洲尤加利精油（解表） • 1 滴甜馬鬱蘭精油（解表、放鬆肌肉）
- 一個小碗

調和 & 使用
1. 將液體皂和所有精油放入小碗中。
2. 在浴缸注滿熱水，加入調好的精油液體皂，均勻攪散。
3. 進入浴缸泡澡，大約浸泡 20 分鐘。

滋補肺氣按摩精油
活化肺臟、滋補肺氣

工具 & 材料

- 5ml 精油瓶　　• 荷荷芭油
- 2 滴澳洲尤加利精油
- 1 滴芳香羅文莎葉精油
- 1 滴甜羅勒（沉香醇羅勒）精油

調和 & 使用

1. 在精油瓶中注入 1 小匙（5ml）的荷荷芭油，然後加入澳洲尤加利、芳香羅文莎葉和甜羅勒精油，花點時間搖晃均勻。

2. 取 1 滴油塗在大拇指或食指，然後將手指放在任脈－膻中穴（RN17）的位置。輕輕在穴道上以畫圓的方式按摩。膻中穴（RN17）是對人體之氣影響最大的一個穴位點，對身體的許多功能都有非常強大的影響力。

3. 取 1 滴油塗在肺經－太淵穴（LU9）。用大拇指或食指，輕輕在穴道上以畫圓的方式按摩。這麼做可以滋補肺氣。

4. 取 1 滴 油 塗 在 大 拇指或食指，然後將手指放在腎經－復溜穴（KD7）的位置。輕輕在穴道上以畫圓的方式按摩。這麼做能強化你的意志力。

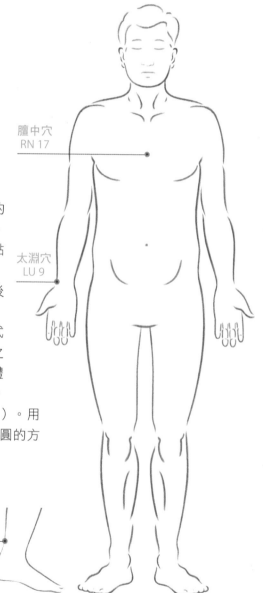

膻中穴
RN 17

太淵穴
LU 9

復溜穴
KD 7

強肺按摩精油
改善肺氣不足、預防感冒

肺氣不足的症狀可能包括：聲音微弱、不喜發言
或疲倦。這個配方也很適合經常感冒的人使用。

工具＆材料
• 5ml 精油瓶　• 荷荷芭油　• 2 滴茶樹精油
• 1 滴歐洲赤松精油　• 1 滴乳香精油

調和＆使用
1. 在精油瓶中注入 1 小匙（5ml）
   的荷荷芭油，然後加入茶樹、
   歐洲赤松和乳香精油，花點時
   間搖晃均勻。

2. 取 1 滴油塗在大拇指或食指，然後將
   手指放在任脈－膻中穴（RN17）的位
   置。膻中穴（RN17）是對人體之氣影
   響最大的一個穴位點，輕輕在穴道上
   以畫圓的方式按摩 3~9 次。

3. 取 1 滴油塗在肺經－太淵穴（LU9）。用大拇
   指或食指，輕輕在穴道上以畫圓的方式按摩，
   然後沿著整條肺經上下按摩 3~9 次。這麼做
   可以滋補肺氣。

4. 取 1 滴油塗在大拇指或
   食指，然後將手指放在腎
   經－復溜穴（KD7）的位
   置。輕輕在穴道上以畫圓
   的方式按摩 9 次。這麼做
   能強化你的意志力。

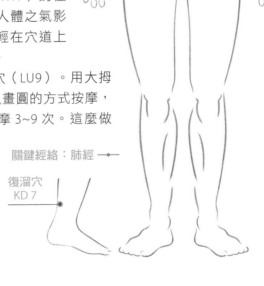

膻中穴
RN 17

太淵穴
LU 9

關鍵經絡：肺經

復溜穴
KD 7

紓解風寒的複方精油
去除體內寒氣、疏通鼻腔

工具＆材料

關鍵經絡：肺經 →

- 5ml 精油瓶 ・荷荷芭油
- 2 滴胡椒薄荷精油
- 2 滴甜羅勒（沉香醇羅勒）精油
- 1 滴澳洲尤加利精油
- 1 滴藍膠尤加利精油

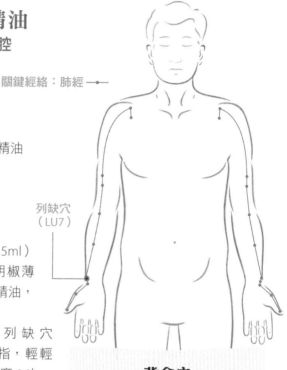

列缺穴
（LU7）

調和＆使用

1. 在精油瓶中注入 1 小匙（5ml）
   的荷荷芭油，然後加入胡椒薄
   荷、甜羅勒與兩種尤加利精油，
   花點時間搖晃均勻。

2. 取 1 滴油塗在肺經－列缺穴
   （LU7）。用大拇指或食指，輕輕
   在穴道上以畫圓的方式按摩 9 次，
   然後沿著整條肺經上下按摩 9 次，
   有需要的話就再加點油。這麼做可
   以驅走風寒、去除體內寒氣。

3. 取 1 滴油塗在大拇指或食指，然後
   將手指放在大腸經－迎香穴（LI20）
   的位置。輕輕在穴道上以畫圓的方
   式按摩 9 次。這麼做能疏通鼻腔。

4. 取 1 滴油塗在大拇指或食指，
   然後將手指放在膀胱經－崑崙穴
   （UB60）的位置。輕輕在穴道上以
   畫圓的方式按摩 9 次。這麼做可以
   解表。

背俞穴

　　背俞穴是背部膀胱經上的
一系列穴位點。每一個俞穴
都具有對應特定臟腑的能量，
並且，每一個俞穴都能直接
和對應的臟腑溝通。背俞穴
是最常用來調理、滋補臟腑
的穴位點。

　　如果你碰不到自己的背俞
穴，或許可以請朋友或伴侶
幫助你，在這些穴位上用油。

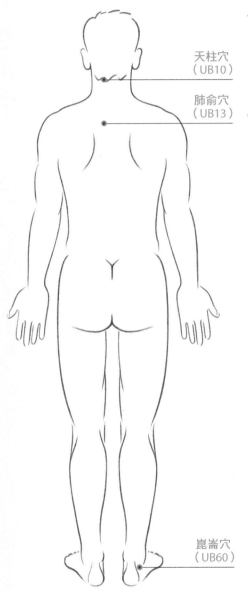

天柱穴
（UB10）

肺俞穴
（UB13）

崑崙穴
（UB60）

5. 取 1 滴油塗在大拇指或食指，然後放在膀胱經－肺俞穴（UB13）的位置。這是背俞穴的其中一個（可參見左側方格說明），是肺部的俞穴。輕輕以畫圓的方式按摩 9 次。

6. 取 1 滴油塗在大拇指或食指，然後將手指放在膽經－風池穴（GB20）的位置。輕輕在穴道上以畫圓的方式按摩 9 次。這麼做能消除頸部疼痛、疏通鼻腔，還能解表。

7. 取 1 滴油塗在大拇指或食指，然後將手指放在膀胱經－天柱穴（UB10）的位置。輕輕在穴道上以畫圓的方式按摩。這麼做能消除頸部疼痛、疏通鼻腔，還能解表。

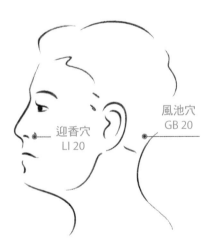

迎香穴
LI 20

風池穴
GB 20

藍膠尤加利按摩精油
紓緩風寒

這個配方可以用來處理風寒（見第 134 頁）造成的肺部充血阻塞。

工具 & 材料

- 5ml 精油瓶 ・荷荷芭油 ・2 滴藍膠尤加利精油（解表、祛痰、敞開胸腔）
- 2 滴澳洲尤加利精油（解表、祛痰、敞開胸腔）
- 2 滴甜羅勒（沉香醇羅勒）精油（解表）
- 熱敷包（製作方式見第 70 頁） ・浴巾

調和 & 使用

1. 在精油瓶中注入 1 小匙（5ml）的荷荷芭油，然後加入兩種尤加利精油和甜羅勒精油，花點時間搖晃均勻。
2. 取 2 滴油塗在大腸經－合谷穴（LI4）。用大拇指或食指，輕輕在穴道上以畫圓的方式按摩 9 次。
3. 取 4 滴油塗在大拇指或食指，輕輕以畫圓的方式沿著肺經和大腸經上下按摩 9 次。

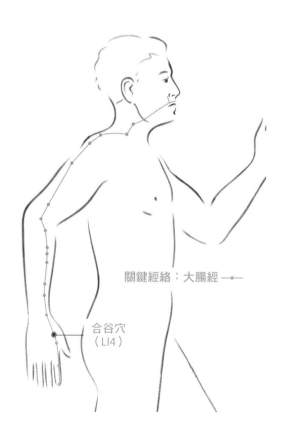

關鍵經絡：大腸經

合谷穴（LI4）

4. 取 2 滴油塗在大拇指或食指，然後將油塗在肺經－中府穴（LU1）或雲門穴（LU2）的位置，看看哪一個位置比較痠痛，就塗在哪裡。輕輕在穴道上以畫圓的方式按摩 3~5 次。

5. 仰躺下來。將熱敷包放在胸口，然後拿一條浴巾覆蓋。靜靜放著，直到敷包溫度褪到與體溫同熱。

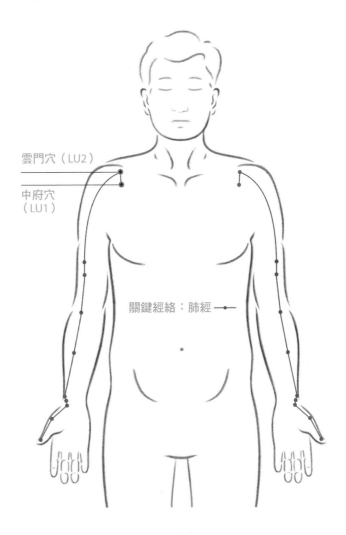

雲門穴（LU2）

中府穴（LU1）

關鍵經絡：肺經

緩解上身痛的按摩精油
舒緩頸部疼痛與上半身疼痛

這個配方可以用來處理風寒（見第 134 頁）造成的上半身和頸部疼痛。

工具＆材料

- 5ml 精油瓶　• 荷荷芭油
- 2 滴藍膠尤加利精油
- 2 滴甜羅勒（沉香醇羅勒）精油
- 2 滴胡椒薄荷精油
- 熱敷包（製作方式見第 70 頁）
- 浴巾

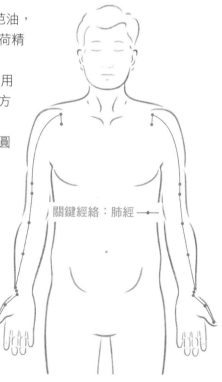

關鍵經絡：大腸經

合谷穴（LI4）

關鍵經絡：肺經

調和＆使用

1. 在精油瓶中注入 1 小匙（5ml）的荷荷芭油，然後加入藍膠尤加利、甜羅勒和胡椒薄荷精油，花點時間搖晃均勻。

2. 取 2 滴油塗在大腸經－合谷穴（LI4）。用大拇指或食指，輕輕在穴道上以畫圓的方式按摩 9 次。

3. 取 4 滴油塗在大拇指或食指，輕輕以畫圓方式沿著肺經和大腸經上下按摩 9 次。

4. 在掌心滴入 6 滴油，輕輕按摩任何感到痠痛的地方。

5. 將熱敷包放在身體疼痛的地方，然後拿一條浴巾覆蓋。靜靜放著或用手固定住，直到敷包溫度褪到與體溫同熱。如果你想要的話，這個步驟可以重複 3 次。

迷迭香按摩精油
預防感冒、強化個人界限

這個配方可以用來處理風寒的各種症狀（見第 134 頁），並且能滋補肺氣、強化衛氣（見第 18 頁）。

工具 & 材料
- 5ml 精油瓶　　• 荷荷芭油
- 2 滴迷迭香精油（滋補肺氣、強化衛氣）
- 1 滴芳香羅文莎葉精油（滋補肺氣）
- 1 滴茶樹精油（滋補肺氣）
- 1 滴檸檬精油（支持配方中其他精油的功能）

調和 & 使用
1. 在精油瓶中注入 1 小匙（5ml）的荷荷芭油，然後加入迷迭香、芳香羅文莎葉、茶樹和檸檬精油，花點時間搖晃均勻。
2. 取 1 滴油塗在肺經－太淵穴（LU9）。用大拇指或食指，輕輕在穴道上以畫圓的方式按摩 9 次，然後沿著肺經（見左頁圖示）路徑上下按摩 9 次，有需要的話就多加點油。
3. 取 1 滴油塗在大拇指或食指，然後將油塗在腎經－復溜穴（KD7）的位置。輕輕在穴道上以畫圓的方式按摩 9 次。
4. 取 1 滴油塗在大拇指或食指，然後將油塗在任脈－膻中穴（RN17）的位置。輕輕在穴道上以畫圓的方式按摩 9 次。

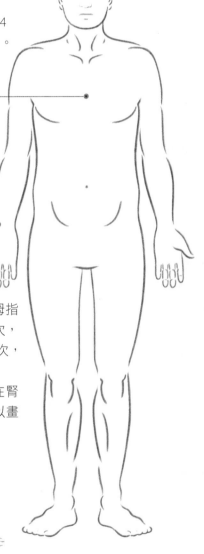

膻中穴
RN 17

太淵穴
LU 9

復溜穴
KD 7

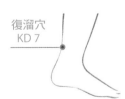

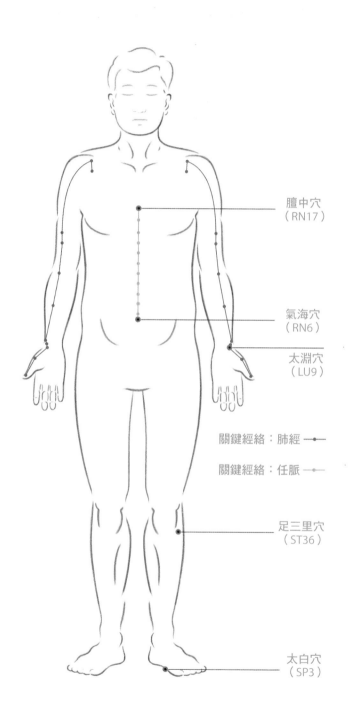

膻中穴
（RN17）

氣海穴
（RN6）

太淵穴
（LU9）

關鍵經絡：肺經 ——

關鍵經絡：任脈 ——

足三里穴
（ST36）

太白穴
（SP3）

滋補脾肺的按摩精油　支持呼吸與消化功能

工具＆材料

- 5ml 精油瓶
- 荷荷芭油
- 2 滴迷迭香精油（滋補肺氣、強化脾氣）
- 2 滴檸檬香茅精油（活化脾臟、支持迷迭香提升脾氣的作用）
- 1 滴甜茴香精油（滋補脾氣與腎氣）
- 1 滴檸檬精油（支持配方中其他精油的功能）
- 熱敷包（製作方式見第 70 頁）
- 浴巾

調和＆使用

1. 在精油瓶中注入 1 小匙（5ml）的荷荷芭油，然後加入迷迭香、檸檬香茅、甜茴香和檸檬精油，花點時間搖晃均勻。
2. 取 1 滴油塗在肺經－太淵穴（LU9）。用大拇指或食指，輕輕在穴道上以畫圓的方式按摩。如果想要的話，也可以沿著肺經（見右圖）路徑上下按摩 9 次（是否要沿經絡按摩可以自行決定）。
3. 取 3 滴油塗在大拇指或食指，然後將油塗在脾經－太白穴（SP3）的位置。輕輕在穴道上以畫圓的方式按摩 9 次。
4. 取 3 滴油塗在大拇指或食指，然後將油塗在胃經－足三里穴（ST36）的位置。輕輕在穴道上以畫圓的方式按摩 9~27 次。
5. 取 3 滴油塗在大拇指或食指，然後將油塗在任脈－氣海穴（RN6）的位置。輕輕在穴道上以畫圓的方式按摩 9~27 次，然後沿著任脈從氣海穴（RN6）一路長推到膻中穴（RN17）。
6. 在掌心滴入 4 滴油，然後輕輕按摩整個腹部。
7. 仰躺下來。將熱敷包放在腹部，然後拿一條浴巾覆蓋。靜靜放著，直到敷包溫度褪到與體溫同熱。

甜羅勒按摩精油
改善鼻塞和頸部疼痛

這個配方可以用來處理風寒（見第 134 頁）造成的鼻塞和頸部疼痛。

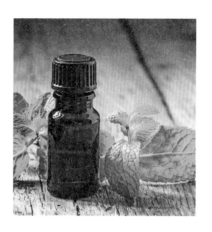

工具 & 材料

- 5ml 精油瓶　　• 荷荷芭油
- 2 滴甜羅勒（沉香醇羅勒）精油
- 2 滴胡椒薄荷精油

調和 & 使用

1. 在精油瓶中注入 1 小匙（5ml）的荷荷芭油，然後加入甜羅勒與胡椒薄荷精油，花點時間搖晃均勻。
2. 在掌心滴 5 滴油，用掌心嗅聞技巧（見第 66 頁），深深嗅聞精油的香氣。
3. 用掌心的油，輕輕在後頸部以畫圓的方式按摩，特別關照身體上容易疼痛的部位。
4. 如果你正因鼻塞所苦，取 1 滴油塗在雙手大拇指或食指，然後用手指輕輕按壓臉部兩側的大腸經－迎香穴（LI20）。輕輕在穴道上以畫圓的方式按摩 9~27 次。

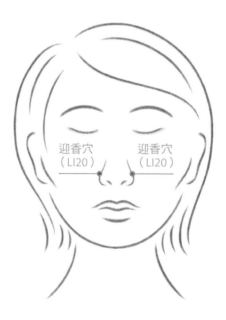

迎香穴（LI20）　　迎香穴（LI20）

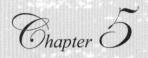

幫助消化的精油

營養豐富的飲食，是活力和健康的關鍵。要
是少了健康的飲食與運作良好的消化功能，
身體就很容易變得虛弱、容易生病。

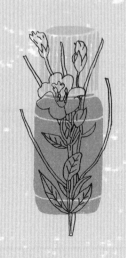

消化系統

　　脾與胃（也是身體裡對應土元素的臟腑），都與人體的消化功能有關。這兩個臟腑負責將後天之氣（見第 30 頁）運化為身體養分，以及人體之氣。這個運化的過程，必須透過腎的溫暖功能（腎火）提供支持。

　　消化是從口腔開始的。我們在口腔中咀嚼食物、分泌消化酵素——從傳統中醫的角度來看，口為脾之竅，也就是說，嘴巴是脾臟的開口。而負責透過適當咀嚼來咬碎食物的牙齒，則和精（見第 28 頁）和骨頭的形成有關。齒骨同源，齒為骨之餘，而腎主骨，因此牙齒的根本在於腎氣。

　　許多用來幫助消化的精油，都和腎臟或脾臟有關。例如廣藿香、迷迭香、荳蔻和檸檬香茅，都和脾臟有關；而薑與歐洲赤松則是與脾和腎有關。以上這些精油，都是溫暖型精油。

　　至於肝氣乘脾（見第 159 頁）的相關症狀，則需要對應肝的精油來處理，例如真正薰衣草、胡椒薄荷與羅馬洋甘菊。

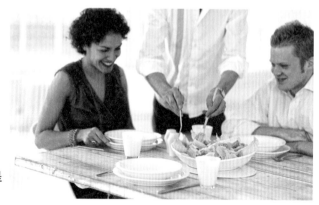

從中醫的角度來看，和消化相關的臟腑是脾臟與胃。

消化道不適

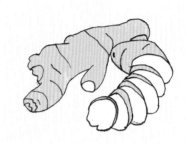

消化方面的不適，可能是身體原因，也可能是情緒因素，但大多數時候，身心都是相互影響的，不會只是某一方的問題。舉例來說，正經歷生

薑

命低潮或重大轉變的人，很可能感到焦慮或憂鬱，這時，就很容易透過食物來滿足自己。

甜食與糖果等含糖食物，能讓人們在短時間內快速感覺滿足，就好像他們真的完成、成就了什麼一樣，但當血糖最終降下來，他們就會進入一種發愣的狀態。我們都曾有過這樣的經驗，當酒足飯飽到一種程度，這樣過度的進食會令人懶懶散散、昏昏欲睡。每一個人體內的氣是有限的，在這樣的時刻，我們會需要用氣去消化體內的食物，於是，就沒有精力去做其他的事情了。

中醫的食物屬性分類

中醫系統依照屬性，將食物分為寒、涼、溫、熱、平等五種類別。這樣的分類方式可以根據食物本身的溫度來看，也可以從食物對身體造成的影響來看。寒涼類的食物能使身體降溫，而溫熱的食物則有暖身的效果。

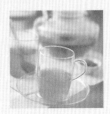

脾氣虛（脾氣不足）

脾氣虛幾乎是最常見的一種中醫診斷。在中醫系統中，脾和胃是一前一後地，協力將食物中的養分萃取出來，並進一步轉化為氣和血。在這個消化階段，身體也會開始分辨清濁、排出廢物，然後留下可用的食物精華。脾與胃的合作關係，是身體這個小宇宙運行的重要基礎之一。脾胃是否健康，關係到我們的精力能涵養豐沛，或是被消磨損耗，同時，也會影響情緒的穩定性。

脾也掌管肌肉組織的生長情況，以及是否健康。適當健身、使肌肉強壯可以支持脾胃的功能，但過度的承擔重物或進行過多的勞動，則有可能損傷脾胃。

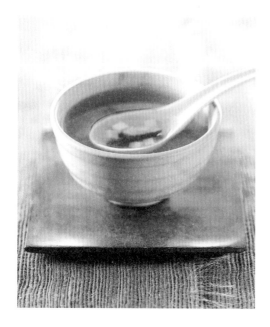

不當飲食、過度思慮（任何需要心智大量集中的工作），或是身體上的過度勞動，都有可能損害到脾胃關係。冰冷的溫度和冰涼的食物，也會對脾胃造成損傷。過度食用生冷的食物，例如沙拉、水果、綠色飲料和果汁，或是

溫暖的食物更容易被人體消化，例如熱湯。

飲食分配不均，都可能損害消化系統。溫熱的食物，例如熱湯、熟煮的蔬菜、穀物與瘦肉，對身體來說更容易消化。最好多吃當季的在地食物。住在寒冷地區的人們最好少吃熱帶水果，而住在赤道附近的人們，則應該多吃這樣的食物。

當脾胃功能受損，結果會反映在消化功能、能量層級與情緒上。脾氣虛的主要症狀就是腹脹氣。腸道運動的變化，例如出現便溏、消化不振、便祕與腹瀉交替、打嗝或放屁，都是常見的徵兆。

脾胃損傷會影響情緒的穩定性。脾胃虛弱的人，經常會出現擔憂、焦慮、思慮過多的狀況。這些情緒起落，都是因為從食物中生化的血量不足。健康的血能使我們的情緒處於安定、穩定的狀態，而身體中如果缺乏健康的血，就會感覺茫然，經常緊張。

許多脾氣虛的患者都提到疲倦的問題，這是因為體內製造的氣不足。這種疲倦的重要特徵是「下沉」：四肢疲憊、沉重、難以行動；感覺和地板靠得很近；抬頭挺胸成為費力的姿勢。這樣的脾氣虛如果加劇，還可能出現身體脫垂的情況，例如痔瘡或盆底肌鬆弛等情況。

肝氣乘脾

脾主升清，健康的脾臟會向上升、舉清陽：它能提取食物中的養分，向上輸送，並幫助肌肉生成，使我們的姿勢維持挺立。一個負擔沉重的脾臟會向下行，這時身體會出現腹瀉和「下沉式」的疲憊感。當脾臟功能受損，就會導致脾虛，

需要其他臟腑（也就是肝臟）來填補。

　　肝臟的功能之一，是確保身體中的氣能維持在順暢的流動狀態。這個持續不斷的流，能把養分帶到每一個細胞和器官中。健康的肝氣之流是全向性的，過程中如果出現阻滯，疾病就會在該處產生。舉例來說，如果脾的能量較弱，肝氣就會凌駕其上，取得主導。

　　肝屬木，象徵的型態是嫩枝。比起年邁的老橡樹，青春的嫩枝有極大的彈性，能輕易隨風彎折，卻不會斷。肝氣就是以同樣的方式影響著我們的情緒起落。我們生來就會經歷各式各樣的情緒（包括憤怒或悲傷等負面情緒），但情緒應當像風吹過樹梢一般——吹過即散，而不是遺留下來。當肝氣流動不暢，我們的情緒就會卡住，甚至很容易就怒火中燒，或煩躁不已。

　　在脾氣虛的症狀當中，有一些更激進的症狀，是來自肝氣凝滯。例如煩躁、憤怒、長吁短嘆、右上腹疼痛，以及身體中段的緊繃。如果在脾胃關係中，出現了肝氣乘胃的情況，就會出現胃酸逆流、噁心嘔吐與胃痛等問

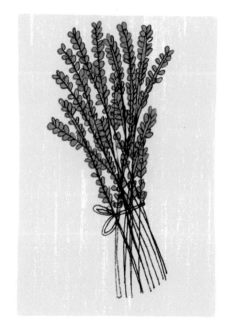

真正薰衣草可以用在處理肝氣乘脾的配方當中，以帶來舒緩的作用（見第167頁）。

題。如果肝氣乘脾，就會有腹瀉的症狀，而且通常伴隨著腹部絞痛。

食滯不消

如果你曾經在過節時大啖美食，那麼你一定經歷過隨之而來難以消化的感覺，這就是食滯。食滯不消的症狀包括消化不良、脹氣、打嗝與噁心想吐，也會對排便帶來短暫的影響。大部分的情況下，如果只是偶一為之，那麼只需要一兩天時間就能回復正常了。但是如果經常過度進食，或總是飲食不均衡，就有可能演變成慢性的食滯。

生冷的食物（見第157頁）會影響脾胃運化食物的功能。結果，便是體內累積黏液，也就是中醫所說的濕（見第50頁）。這些黏液會在體內形成阻礙，影響腸胃正常吸收養分。我們的身體會試著想排出濕氣，因此：糞便會變軟或腸道蠕動緩慢；過敏反應開始發生；開始流鼻水或流眼油；皮膚可能出現痘痘，並且有大量爆發的傾向。濕氣還會加重伴隨脾氣虛的疲倦感。

這時，如果再加上飲酒、吃辣或油膩食物，就會再添一筆暑邪（熱）。於是，黏液變得更加凝滯，濕氣凝聚成痰。柔軟的糞便成為慢性便祕。身體的排濕作用，也演變成慢性的健康問題，黏液積聚的情況越嚴重，解決時就需要更激進、更長期的過程。

痰液和濕氣會對我們思緒的集中度有極大的影響。這些痰濕會讓我們所有感官變得遲鈍，但心智敏銳度受到的影響

會最大，還可能導致孤僻離群，或是情感淡漠。

食滯不消的處理方法，絕不可能少了改變飲食習慣這一項；同時，也必定需要強調個人與食物之間的關係。

腎陽虛、脾陽虛

脾臟是消化功能健康運行的主要推手之一，但它需要腎臟直接供給能量，才能好好履行自己的消化職責。腎臟系統通常被形容為人體的火爐，能為全身提供所需的燃料：腎臟是陽氣的所在地，因此具有溫暖、活躍的特質。

當我們感覺冷的時候，有一種冷是「冷到骨子裡」，這樣的情況通常是腎陽虛（嚴重的氣不足）的徵兆。這時，就算多穿點衣服，也不會覺得好一點，因為這股寒意，是來自內在陽氣的匱乏（見第 38 頁）。

腎主骨，與骨骼健康有關，因此，當腎功能虛弱，就經常會出現腰部與膝蓋脆弱疼痛等問題。腎也和膀胱有關，腎氣不足也可能反映在泌尿系統，例如出現尿失禁的問題。

雖然隨著年齡增長，每一個人的腎氣都會自然有所損耗，但腎氣不足的現象，有可能出現在任何年齡層。造成腎氣不足的罪魁禍首，通常就是「性、毒品、搖滾樂」這句話所描述的生活態度。不管是合法或不合法的娛樂藥物，都會耗損腎氣，尤其長期或大量使用時，更是如此。

性和生育也會用到腎氣（見第 32 頁）。過度活躍的性生活，以及大量生兒育女，也都可能損害到腎臟系統。長期過度勞動，或持續處於壓力龐大的生活環境，也都會付出同

樣的代價。舉例來說,從戰場歸來的軍醫、位高權重的執行者,或是長年擔任醫療照護的人們,都有可能出現因腎陽虛而引起的症狀。

當腎陽虛弱,能給予脾臟的就更寥寥無幾。通常,這就是早上一醒來就拉肚子的原因,在中醫裡叫做「五更瀉」,而英文的說法則是「雞啼瀉」(cock's crow diarrhea)。此時,患者的尿液量多,且通常是無色或清澈的,也只有微微的氣味,或幾乎沒有什麼味道,這是體寒的徵兆,也就是體內缺少暖身的陽氣。這時,常見的主訴會是:總是覺得冷,無論是什麼季節。這種瀰漫全身的寒意,會在全身上下造成疼痛與僵硬的感覺。隨著時間過去,加上營養吸收不良,就會形成臉色蒼白、膚質髮質欠佳、聽力出現問題、性功能障礙和早衰。這時,需要同時補充腎臟與脾臟,才能讓器官回到原有的平衡,進而創造出打造健康身體所需的磚石。

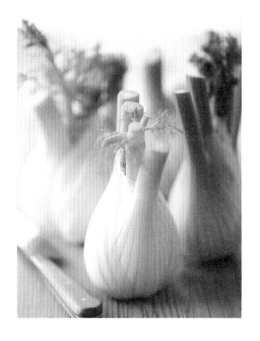

甜茴香可以溫暖身體中樞、強化腎臟,並激勵消化功能。

改變飲食習慣

雖然芳香療法可以改善消化功能、緩解許多常見的消化不適，但作為一種整體性的療癒，無論是整體療法或芳香療法，都需要患者本人為自己做出更有益身心的改變。

要想激勵頹喪不振的消化功能，方法有很多。其中最有效的一種，就是好好咀嚼食物。慢慢吃，每一口咀嚼五十次再吞下，這麼做讓食物更容易消化。

把消化這件事放在心上：想想要創造出眼前的食物，需要多少人付出時間、努力與勞力。慢慢咀嚼，是對讓你享有盤中飧的人們致敬的一個好方法。

吃熟食

脾在溫暖的環境才能運作良好，於是為了暖脾，很重要的是要溫暖整個消化系統。為了維護一個溫暖、滋養的消化環境，我們吃下的食物應該主要是烹煮過的熟食。攝取過多生冷食物會傷害脾臟，並且阻礙消化和造血功能。從中醫的角度來看，這是為什麼許多純素食者，或一般素食者會出現血虛的原因。因此，對純素食者與一般素食者來說，多多使用能幫助消化、滋補脾臟、溫暖中焦（見右頁方格說明）的精油，是非常重要的。

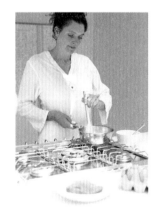

多吃熟食可以溫暖脾臟。

三焦

上焦：中醫説，上焦如霧。就像樹冠構成了輸送水分和養分的交通網絡一樣，上焦也掌管身體中的水分運行，並且負責輸送衛氣（見第 18 頁）。

中焦：中焦如漚，也就是負責掌管「腐爛、堆熟」的過程。這是脾胃分解食物、汲取養分，並將剩餘糟粕處理成身體廢物的過程。

下焦：下焦如瀆，也就是「排出廢物」。下焦負責所有固體和液體廢物最終的處理及排泄過程，其中關係到的臟腑包括小腸、大腸、腎臟與膀胱。

設定你的意圖

當我的客戶需要在生活中做些改變時，我通常會建議它們建立起一天三次嗅聞精油的習慣，並且在嗅聞的同時，帶著要做出某一個特定改變的意圖。重複這個一天三次嗅聞精油的行動，可以幫助你落實心中的意圖，並養成正向的習慣。

如果你想調理消化不適，那麼可以使用有益消化系統的精油，例如甜茴香、薑與荳蔻。如果你想激勵消化功能，那麼可以選用來自花朵並可以和諧脾臟的羅馬洋甘菊。另一個可以幫助消化功能的精油是橙花。就我所知，橙花是所有花朵類精油中，唯一能補脾氣又能養血的精油。

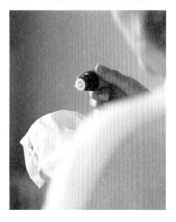

建立一天三次規律嗅聞精油的習慣，可以幫助你設定意圖，並且時時記得、緊密跟隨。

幫助消化的配方

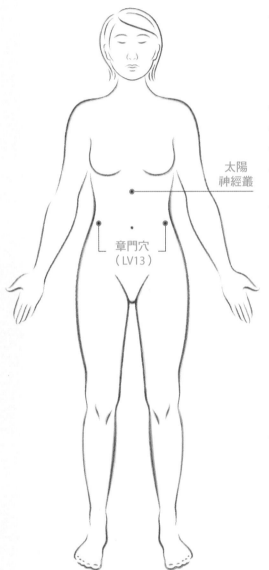

太陽
神經叢

章門穴
（LV13）

簡易基礎配方
可放鬆腹部

工具 & 材料
- 5ml 精油瓶　• 荷荷芭油
- 5 滴羅馬洋甘菊精油
- 熱敷包（製作方式見第 70 頁）
- 浴巾

調和 & 使用

1. 在精油瓶中注入 1 小匙（5ml）的荷荷芭油，加入羅馬洋甘菊精油，花點時間搖晃均勻。
2. 在掌心滴 1 滴油，用掌心嗅聞技巧（見第 66 頁），深深嗅聞精油的香氣。
3. 取 3 滴油在掌心，然後輕輕在腹部以畫圓的方式按摩 9~27 次，如有需要就在腹部上再加點油。
4. 仰躺下來。將熱敷包放在太陽神經叢的位置，確保敷包也覆蓋到下方左右兩側的肝經－章門穴（LV13）。然後拿一條浴巾覆蓋。靜靜放著，直到敷包溫度褪到與體溫同熱。

羅馬洋甘菊按摩精油
調理肝氣乘脾

這個配方可以改善消化不良、噁心想吐、腹脹、腹瀉、胃酸逆流、煩躁易怒和挫折無力等感受。

工具＆材料

- 5ml 精油瓶　• 荷荷芭油
- 3 滴羅馬洋甘菊精油
- 2 滴真正薰衣草精油　• 1 滴檸檬香茅精油
- 熱敷包（製作方式見第 70 頁）• 浴巾

調和＆使用

1. 在精油瓶中注入 5ml 的荷荷芭油，加入羅馬洋甘菊、真正薰衣草和檸檬香茅精油搖晃均勻。

2. 在掌心滴 1 滴油，用掌心嗅聞技巧（見第 66 頁），深深嗅聞精油的香氣。

3. 取 2 滴油塗在大拇指或食指，將油塗在任脈－中脘穴（RN12）的位置。用掌心在穴道上以畫圓的方式輕輕按摩 18 次，這麼做可以和諧脾胃。

4. 取 1 滴油塗在大拇指或食指，按摩腿部兩側的胃經－足三里穴（ST36）。輕輕以畫圓方式按摩 9 次，可以強健、和諧身體的土元素。

5. 取 1 滴油塗在大拇指或食指，按摩兩腳腳背的肝經－太沖穴（LV3）。這是木元素經絡上，屬土元素的點。以畫圓的方式按摩 9~18 次。可撫平思緒、和諧脾胃。

6. 仰躺下來。將熱敷包放在太陽神經叢，確保敷包也覆蓋到肋骨下緣。拿一條浴巾覆蓋。靜靜放著，直到敷包溫度褪到與體溫同熱。

7. 熱敷完成後起身。再取 1 滴油，用掌心嗅聞技巧嗅聞精油香氣。

太陽
神經叢

中脘穴
（RN12）

足三里穴
（ST36）

太沖穴
（LV3）

薑按摩精油
調理脾氣虛與腎陽虛

這個簡單的療程，可以用來激勵、調節消化功能，溫暖身體中樞。

工具 & 材料

- 5ml 精油瓶　・荷荷芭油
- 2 滴薑精油（溫暖身體中樞、滋補脾氣與腎氣）
- 1 滴檸檬香茅精油（溫暖身體中樞、提升陽氣）
- 1 滴迷迭香精油（增強脾氣、升陽氣）
- 熱敷包（製作方式見第 70 頁）
- 浴巾

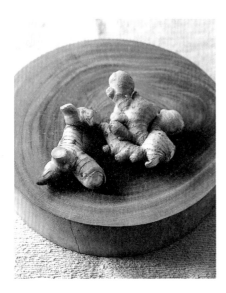

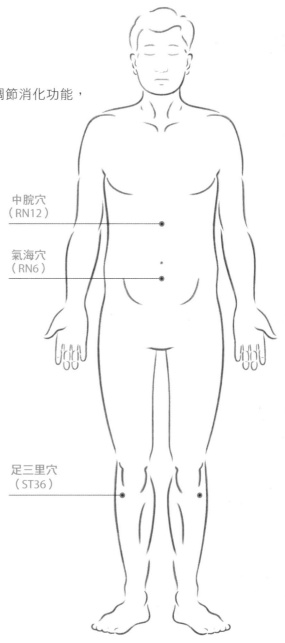

中脘穴
（RN12）

氣海穴
（RN6）

足三里穴
（ST36）

調和＆使用

1. 在精油瓶中注入 1 小匙（5ml）的荷荷芭油，然後加入薑、檸檬香茅與迷迭香精油，花點時間搖晃均勻。

2. 在掌心滴 1 滴油，用掌心嗅聞技巧（見第 66 頁），深深嗅聞精油的香氣。

3. 取 1 滴油塗在大拇指或食指，然後將油塗在任脈－氣海穴（RN6）的位置。慢慢吸氣，同時輕而實地按壓這個穴道。停留幾秒，然後呼氣，手從穴道上放開。重複做 9 次，可以強化身體的氣。

4. 取 1 滴油塗在大拇指或食指，然後將油塗在任脈－中脘穴（RN12）的位置。輕輕在穴道上以畫圓的方式按摩 9~27 次，如有需要就再多加點油。這麼做可以調理消化功能、和諧脾臟。

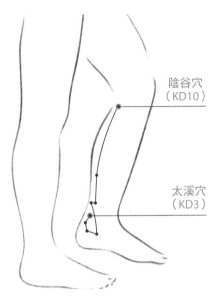

陰谷穴
（KD10）

太溪穴
（KD3）

關鍵經絡：腎經 ━━

5. 取 1 滴油塗在雙手的大拇指或食指，然後將油塗在腿部兩側的胃經－足三里穴（ST36），輕輕在穴道上以畫圓的方式按摩 9~27 次。

6. 取 1 滴油塗在雙手的大拇指或食指，然後將油塗在雙腳的腎經－太溪穴（KD3）的位置，輕輕在穴道上以畫圓的方式按摩 9 次，沿著腎經路徑向上按摩到腎經－陰谷穴（KD10）的位置，重複 3~9 次。

7. 仰躺下來，做幾次深呼吸。將熱敷包放在腹部，拿一條浴巾覆蓋。靜靜放著，直到敷包溫度褪到與體溫同熱。

8. 熱敷完成後起身。再取 1 滴油，用掌心嗅聞技巧嗅聞精油香氣。

甜茴香按摩精油 溫暖身體中樞

這個配方可以在吃了難以消化的大餐之後，激勵身體的消化功能。它也可能帶來排解便祕的效果。

工具 & 材料

- 5ml 精油瓶 ・荷荷芭油
- 3 滴甜茴香精油（溫暖身體中樞、強腎、提振消化）
- 1 滴檸檬香茅精油（活化脾臟、提振消化）
- 1 滴薑精油（溫暖身體中樞、強腎健脾）
- 熱敷包（製作方式見第 70 頁）
- 浴巾

調和 & 使用

1. 在精油瓶中注入 1 小匙（5ml）荷荷芭油，然後加入甜茴香、檸檬香茅與薑精油，花點時間搖晃均勻。

2. 取 10 滴油（約 0.5ml）在掌心，輕輕以順時針方式在腹部畫圓按摩 9~27 次，也就是從左向右的按摩方向。

3. 仰躺下來。將熱敷包放在腹部，然後拿一條浴巾覆蓋。靜靜放著，直到敷包溫度褪到與體溫同熱。

薑按摩精油 食滯不消造成的便秘

工具 & 材料

- 5ml 精油瓶 ・荷荷芭油
- 2 滴薑精油（溫暖身體中樞、促進消化）
- 2 滴胡椒薄荷精油（促進氣的流動）
- 1 滴檸檬香茅精油（促進氣的流動）
- 1 滴迷迭香精油（強化並促進脾氣的流動）
- 熱敷包（製作方式見第 70 頁） ・浴巾

調和 & 使用

1. 在精油瓶中注入 5ml 荷荷芭油，加入薑、胡椒薄荷、檸檬香茅與迷迭香精油，搖晃均勻。

2. 在掌心滴 1 滴油，用掌心嗅聞技巧（見第 66 頁），嗅聞精油香氣。

3. 取 5 滴油在掌心，輕輕以畫圓方式在腹部按摩 9~27 次。

4. 仰躺下來，做幾次深呼吸。將熱敷包放在下腹部，然後拿一條浴巾覆蓋。靜靜放著，直到敷包溫度褪到與體溫同熱。

提振精神的按摩精油　增強自信心

強化身體的陽氣，化解因消化功能不振，造成整個人萎靡沒有精神的感覺。此外，它也會讓你心情更加振奮、有決心，情緒上也會更堅強。

工具＆材料

- 5ml 精油瓶　•荷荷芭油　•2 滴甜茴香精油（強腎、激勵陽氣）
- 1 滴甜羅勒（沉香醇羅勒）精油（溫暖、活化陽氣）
- 1 滴迷迭香精油（溫暖、提升陽氣）

調和＆使用

1. 在精油瓶中注入 5ml 荷荷芭油，然後加入甜茴香、甜羅勒與迷迭香精油，搖晃均勻。
2. 在掌心滴 1 滴油，用掌心嗅聞技巧（見第 66 頁），嗅聞精油香氣。
3. 取 1 滴油塗在大拇指或食指，按摩督脈－百會穴（DU20）。輕輕以畫圓的方式按摩 9 次，以提升陽氣。
4. 取 1 滴油塗在大拇指或食指，按摩督脈－命門穴（DU4），輕輕以畫圓的方式按摩 3~9 次，強化陽氣、調理體質。
5. 取 1 滴油塗在大拇指或食指，按摩膀胱經－腎俞穴（UB23），輕輕以畫圓的方式按摩 3~9 次。可補腎氣。
6. 取 1 滴油塗在雙手的大拇指或食指，按摩腎經－太溪穴（KD3）位置，輕輕以畫圓的方式按摩 3~9 次。這麼做可以補腎氣。
7. 再取 1 滴油，用掌心嗅聞技巧嗅聞精油。

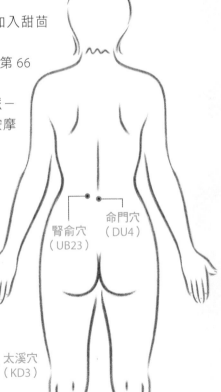

百會穴（DU20）

命門穴（DU4）

腎俞穴（UB23）

太溪穴（KD3）

芬芳甦醒按摩精油　緩解消化不良

這個配方可以用來緩解消化不良（尤其是吃了大餐、過度進食之後），以及頭腦昏沉難以思考等情況。

工具＆材料

- 5ml 精油瓶　　• 荷荷芭油
- 2 滴荳蔻精油　• 2 滴胡椒薄荷精油

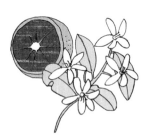

迎香穴
（LI20）

調和＆使用

1. 在精油瓶中注入 1 小匙（5ml）的荷荷芭油，然後加入荳蔻和胡椒薄荷精油，花點時間搖晃均勻。
2. 在掌心滴 1 滴油，用掌心嗅聞技巧（見第 66 頁），深深嗅聞精油的香氣。
3. 在雙手食指各滴 1 滴油，用手指輕輕按壓臉部兩側的大腸經－迎香穴（LI20）。輕輕在穴道上以畫圓方式按摩 9~27 次。

橙花・血橙按摩精油
緩解緊張性消化不良

這個配方對大餐後的消化不良特別有效。

工具＆材料

•5ml 精油瓶　• 荷荷芭油　• 2 滴橙花精油　• 2 滴血橙精油

調和＆使用

1. 在精油瓶中注入 1 小匙（5ml）的荷荷芭油，然後加入橙花和血橙精油，花點時間搖晃均勻。
2. 在掌心滴 1 滴油，用掌心嗅聞技巧（見第 66 頁）深深嗅聞精油的香氣，重複 3 次，至少吸氣 9 次、呼氣 9 次。

強胃止瀉按摩精油　平衡身體的土元素及火元素

養精蓄銳、紓解焦慮、增強專注力。改善腹瀉或便溏的困擾。

工具 & 材料

- 5ml 精油瓶　• 荷荷芭油
- 2 滴廣藿香精油（平撫思緒、安心神）
- 1 滴橙花精油（養血健脾）
- 1 滴血橙精油（安心神，支持廣藿香和橙花的作用）

調和 & 使用

1. 在精油瓶中注入 1 小匙（5ml）的荷荷芭油，然後加入廣藿香、橙花與血橙精油，搖晃均勻。

2. 取 1 滴油塗在大拇指或食指，然後將油塗在任脈－膻中穴（RN17）的位置。輕輕在穴道上以畫圓的方式按摩 9~27 次。這麼做可以定心理氣。

3. 將 1 滴油滴在心包經－內關穴（PC6），然後用大拇指或食指，輕輕在穴道上以畫圓的方式按摩 9~27 次，接著沿心包經路徑向下按摩到中指指尖。可安神、助消化。

4. 取 1 滴油塗在大拇指或食指，用掌心輕輕以畫圓的方式按摩任脈－中腕穴（RN12）18 次。這麼做可和諧土元素。

5. 取 1 滴油塗在大拇指或食指，放在胃經－足三里穴（ST36）的位置，以畫圓的方式按摩 9~27 次。這麼做可以和諧土元素，並且強胃健脾。

6. 取 1 滴油塗在大拇指或食指，然後放在脾經－太白穴（SP3）的位置，以畫圓的方式按摩。這麼做可以和諧土元素，並且強胃健脾。

膻中穴（RN17）

中腕穴（RN12）

內關穴（PC6）

關鍵經絡：心包經

足三里穴（ST36）

太白穴（SP3）

助消化的腹部按摩油
激勵萎靡的消化功能

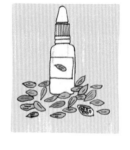

這個配方特別適合在吃了大餐、不好消化時使用。

工具 & 材料
- 5ml 精油瓶　• 荷荷芭油　• 3 滴荳蔻精油
- 2 滴檸檬精油　• 熱敷包（製作方法見第 70 頁）　• 浴巾

調和 & 使用
1. 在精油瓶中注入 1 小匙（5ml）的荷荷芭油，然後加入荳蔻和檸檬精油，花點時間搖晃均勻。
2. 取 10 滴油（約 0.5ml）在掌心，按順時針方向在腹部輕輕畫圓按摩，重複 9~27 次。
3. 仰躺下來。將熱敷包放在腹部，然後拿一條浴巾覆蓋。靜靜放著，直到敷包溫度褪到與體溫同熱。如果願意的話，可以重複熱敷 3 次。

嗅香配方　準備好一天的活力

透過精油的香氣來通竅並活化感官，很適合感覺精神不振，或是一早就感到疲憊的人使用。也可以用在需要靈感的時候，或是吃得過多、過飽時使用。

工具 & 材料
- 1 滴檸檬香茅精油　• 1 滴胡椒薄荷精油
- 1 滴澳洲尤加利精油　• 棉花球

調和 & 使用
1. 將檸檬香茅、胡椒薄荷和澳洲尤加利精油滴在棉花球上。
2. 將棉花球放在鼻子下方 7~10 公分的距離，然後輕輕揮動棉球讓香氣散發出來，同時做幾次深呼吸。

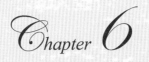

Chapter 6

紓解肌肉疼痛
的精油

精油可以對肌肉系統帶來很大的幫助。

在這一章，我將分享能紓解肌肉疼痛

的精油和按摩方法。

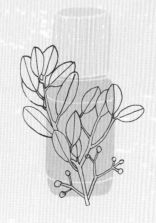

肌肉疼痛的原因

從中醫的角度來看，身體的疼痛主要和氣滯有關——痛則不通，通則不痛。因此，在處理肌肉疼痛時，我們使用的精油有許多都和行氣有關。當你了解每一支精油分別對應的經絡（請參見本書第 3 章的內容），你會更清楚使用時會運行哪一條經絡的氣。

除了氣滯之外，肌肉疼痛也可能是因為氣不足。這是後腰疼痛的常見原因，而且經常是來自腎氣不足。

上背痛

從解剖學的角度來看，人體上背部的肌肉多半是從頭骨下方連結到肩胛骨。因此，我們可以把頸部和肩膀視為是自成一格的獨立系統，任何一方的疼痛，都會同樣影響另外一方。肌肉組織受傷、局部經絡氣滯、情緒壓力、身體虛弱，都有可能是上背部疼痛的原因。上背部（包括頸部）的疼痛，可能和情緒有非常大的關係。

幾乎每一條經絡都會通過身體的這個區域，不過，有三條經絡和肩頸的活動與運作特別相關，分別是膽經、小腸經與膀胱經。

肩頸和上背部的疼痛，通常都是相互牽聯的。

　　膽經與肝有關。肝掌管全身上下氣的流動，這個動態的過程，也會影響情緒表現。肝膽相照，膽負責根據情緒和思緒的判斷，控制我們如何行動。精氣不足或膽功能凝滯不彰的人，有可能難以做決定，或是即使心中有了結論，也難以付諸實行。

　　膽經沿人體側面行經全身，從雙腳到頭部兩側太陽穴。這些部位如果曾經受傷，或是膽經出現氣滯的情況，就有可能造成肩關節疼痛或僵硬，或是肩頸

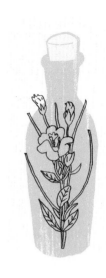

玫瑰草

和頭部交會區域的疼痛。膽經有問題的人，也可能在太陽穴周圍出現頭痛。

　　小腸系統則與心臟有關。人體的心系統除了控制血液流動、掌管全身血管之外（就如同實際的心臟功能），也是神的所在地（見第34頁）。心者，五臟六腑之大主也。從中醫的角度來看，心臟就像君王，擁有統率五臟六腑的大權。要是某一個臟腑系統較弱或有凝滯的情況，就會影響心的功能，此時，身體就會對心臟提供保護。小腸系統會吸取心因壓力形成的熱，並透過尿液排出。

　　小腸經在人體循行的路線包括手臂內側、肩膀和頸部兩側，最後結束在耳朵前方。心經則始於腋窩，沿手臂內側向指尖行。刺激心臟的重要針灸點之一，就位在上背部的兩個肩胛骨之間，因此和小腸－心臟系統有關的問題，有可能以

肩、頸或肘部疼痛的方式來呈現。同理，也可能出現失眠以及（或）泌尿方面的問題。

　　膀胱經被視為是所有經絡當中，最接近表面的一個。要是你所在地區天氣情況惡劣，或是溫度相當極端，像這樣的外力因素很容易就會影響到膀胱經。上背部膀胱經行經的位置，就是疾病初期最常表現出徵兆的位置。如果你曾經在感冒初期，感覺脖子後方和後腦杓下緣有痠痛或僵硬的感覺，這很可能就是外邪入侵膀胱經的情況。

　　可以改善上背部和頸部疼痛的常見精油包括：玫瑰草、澳洲尤加利、藍膠尤加利、羅勒、迷迭香、茶樹、芳香羅文莎葉和甜馬鬱蘭。

背部中段疼痛

　　背部中段的疼痛通常和肝與脾的拔河角力有關。當脾胃虛弱，就有可能形成弱點，使肝臟注入過盛的能量。這兩個系統的不平衡，會大大影響到一個人的情緒表現，讓人變得煩躁易怒、過度反應和容易暴怒。

　　背部中段還有另一個重要的臟腑關係，就是肺臟與肝臟的連結。肺部對身體許多部位都有調節步調的作用。透過吸氣

背部中段的疼痛，可能是位於此處的臟腑彼此關係緊張所造成的。

與呼氣，我們的橫膈膜會按摩肝臟，肝臟更進而按摩到腸道。身心健康的人，能透過呼吸獲得安定的情緒，呼吸也能支持消化功能，促進腸道排出廢物。然而，當一個人處在壓力龐大或身心不平衡的情況時，呼吸很可能不完整或太短淺，因此無法完成這個自我支持的良性循環。於是，焦慮和易怒感逐漸升高，而腸道的運作卻越來越緩慢。出現這類情況的人們，通常會感覺自己身體的中段彷彿有一條拴緊的皮帶勒著。當這樣的不平衡繼續演變，再加上過度使用背部中段，就有可能使下背部也變得越來越弱。

能影響背部中部的精油，是對應肺、肝與脾的精油。例如真正薰衣草、羅馬洋甘菊、甜馬鬱蘭、檸檬香茅、迷迭香、芳香羅文莎葉和茶樹，都是經常用來處理背部中段疼痛的精油種類。

下背痛（腰痛）

背部下段，也就是腰部，可以被視為是整個人體的基石。腰椎和髖部承受了大部分身體的重量，既要維持良好的柔軟度，又要足夠強壯，能支撐身體保持挺立。對這個部位造成損害的兩個主要因素是：腎臟系統虛弱，以及膽經瘀滯。

先前在本章提過，膽經的路線是沿著全身側邊走（見第177頁）。這包括在身體內在連結腳踝、膝蓋、髖部、肩膀，並為這些關節部位提供協助。膽經和髖關節以及髖部周圍的肌肉，有很強的連結。膽經瘀滯或膽虛，就有可能造成髖關節僵硬或疼痛。

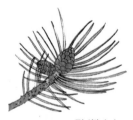

歐洲赤松

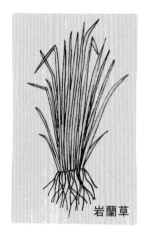

岩蘭草

腎臟是身體的藏精庫（見第32頁），並且能影響骨骼健康。因此，和脊椎有關的問題，尤其是腰椎部位的問題，經常可能與腎有關。下背部或膝蓋較弱，通常是腎虛的反映。腎臟也支持性功能與生育功能，因此和生育、性慾和性能力有關的問題，也都有可能與腎虛有關，尤其當以上情況伴隨著下背部的疼痛、虛弱或僵硬。

能幫助下背部問題的精油，都是對應腎臟的精油。這些精油大部分都是溫暖型精油——只有茶樹很明顯是例外。有利於下背部的精油包括：薑、歐洲赤松、檸檬香茅、岩蘭草和甜馬鬱蘭。

痹症

痹症是指身體的一種結節和阻塞，可能出現在全身任何地方。鼻塞是一種鼻痹，而大部分的冠心症都算是胸痹的一種。不過，痹症最常出現在關節。由於經絡系統遍佈全身，多面向的關節接合部位，就成為容易積滯的弱區，因此會出現疼痛與疾病。

我們可以根據症狀特質，將關節痹症分成幾種類別。這樣的分類可以幫助我們用最適當的方式處理。不過很重要的是，幾乎每一種痹症都有多重面向，我幾乎不曾看到只被歸

在於中一類的痹症。大部分的痹症都是不同類型的組合，只是其中一或兩種類別的特質更為明顯。也因此，許多能夠改善某一種痹症症狀的精油，同時也會幫助到另一種痹症。

痹症的類型

風痹

風邪（見第 47 頁）的主要特徵就是遊走不定。風痹型疼痛會從一側關節遊走道另一側，或是從身體的這一邊去到另一邊，並且去到其他部位的關節。風痹通常伴隨著麻木或癢感。

寒痹

寒邪（見第 47 頁）的主要特徵是收縮和瘀滯，並且會因冷加劇。寒痹型疼痛會在天氣冷的時候更加嚴重，只要熱敷或泡熱水澡，就能獲得舒緩。寒痹也和僵硬有關，若不活動就會惡化，做點溫和的運動則能使症狀獲得鬆弛及改善。

濕痹

濕邪（見第 47 頁）的特徵是非常明顯的瘀滯。濕邪會停駐在一處，從不移動。因此濕痹的部位，通常感覺沉重或有壓力。

熱痹

熱痹通常伴隨著尖銳的刺痛感、發紅、腫脹，還有患部發燙的感覺。熱痹相當不舒服，可以透過冷敷或降溫來舒緩。

肌肉與關節疼痛適用的基底油

使用精油之前，需要先以基底油稀釋（見第 68 頁）。有些基底油可以用來幫助特定的情況，例如，山金車浸泡油和芝麻油，就很適合用來處理肌肉與關節疼痛的問題。

山金車浸泡油

山金車（*Arnica montana*）最出名的，莫過於它獨一無二的消炎、安撫和修復作用。山金車經常被用來處理發生在肌肉、關節和肌腱的重大創傷，也可以在運動後用來放鬆肌肉，或是改善瘀傷。

山金車生長在歐洲和西伯利亞山區。自十五世紀起，就是當地重要的藥用植物，直到今天，都還是相當受到人們歡迎的藥草。山金車卓著的療效，使得它被記載在德國、英國和美國等許多國家的藥典當中。山金車通常被用在止痛的乳霜、凝膠、油膏和藥草油中。

山金車浸泡油在配方中的比例應該佔 10%～20% 左右。

芝麻油

芝麻油是從芝麻榨出的食用油。在南印度地區是家戶必備的烹調用油，也是華人地區、日本、中東、韓國和東南亞料理中常用的調味香油，很容易就能被肌膚吸收，並且有止痛的效果。

芝麻油

舒緩肌肉痠痛的配方

緩解頸部痠痛的按摩精油
舒緩頸部和斜方肌疼痛

工具＆材料

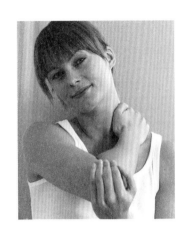

- 60 滴（3ml）山金車浸泡油
- 9 滴甜馬鬱蘭精油
- 6 滴真正薰衣草精油
- 5 滴胡椒薄荷精油
- 15ml 精油瓶
- 荷荷芭油
- 熱敷包（製作方法見第 70 頁）（第一個敷包，即步驟 2，可以選擇性進行）
- 浴巾

調和＆使用

1. 在精油瓶中加入甜馬鬱蘭、真正薰衣草和胡椒薄荷精油，然後注滿荷荷芭油，花點時間搖晃均勻（這個步驟可以省略，但如果你願意進行，會發現這能帶來相當大的幫助）。

2. 在頸部疼痛的部位放上熱敷包，拿一條浴巾覆蓋。用手扶住敷包，直到敷包溫度褪到與體溫同熱。

3. 取 10~20 滴油在掌心，然後用手按摩頸部不舒服的地方，持續 3~8分鐘。

4. 在頸部疼痛的部位放上熱敷包，拿一條浴巾覆蓋。用手扶住敷包，直到敷包溫度褪到與體溫同熱。

緩解髖痛的檸檬香茅按摩油
舒緩髖部疼痛和坐骨神經痛

配方 1：按摩腰髖
工具 & 材料
- 15 滴（0.75ml）荷荷芭油或山金車浸泡油
- 3 滴檸檬香茅精油

調和 & 使用
1. 將荷荷芭油或山金車浸泡油倒入掌心，然後加入檸檬香茅精油。用手中的油從上往下按摩腰部與髖部。

配方 2：按摩經絡
工具 & 材料
- 10ml 精油瓶
- 荷荷芭油
- 12 滴檸檬香茅精油

調和 & 使用
1. 在精油瓶中注入 2 小匙（10ml）的荷荷芭油，加入檸檬香茅精油，花點時間搖晃均勻。
2. 取 2~3 滴油塗在大拇指或食指，然後將油塗在膽經－陽陵泉穴（GB34）的位置。牢牢地以畫圓的方式按摩這個穴道 9 次。
3. 取 2~3 滴油塗在大拇指或食指，然後將油塗在膽經－足臨泣穴（GB41）的位置。輕輕在穴道上以畫圓的方式按摩 9 次。
4. 取 2~3 滴油塗在大拇指或食指，然後將油塗在肝經－太沖穴（LV3）的位置。輕輕在穴道上以畫圓的方式按摩 9 次。
5. 取 2~3 滴油塗在大拇指或食指，然後將油塗在膀胱經－肝俞穴（UB18）的位置。輕輕在穴道上以畫圓的方式按摩 9 次。

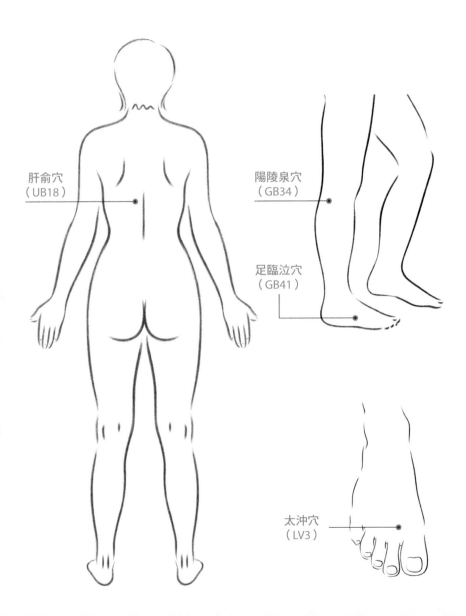

肝俞穴
（UB18）

陽陵泉穴
（GB34）

足臨泣穴
（GB41）

太沖穴
（LV3）

緩解肋骨痛的按摩精油
促進肝氣流動

這個配方能改善肋骨兩側、髖部兩側和腿部外側的疼痛。也可以緩解感覺卡住無法前行的感覺。

工具 & 材料

- 5ml 精油瓶
- 荷荷芭油
- 2 滴檸檬香茅精油
  （行肝氣、放鬆肌肉）
- 2 滴真正薰衣草精油
  （行肝氣、安神）
- 1 滴胡椒薄荷精油
  （行佈肝氣）
- 熱敷包（製作方法見第 70 頁）
- 浴巾

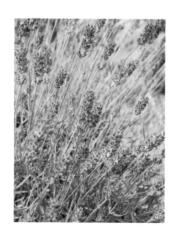

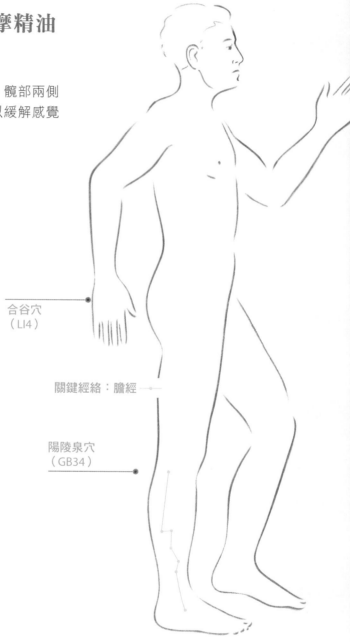

合谷穴
（LI4）

關鍵經絡：膽經

陽陵泉穴
（GB34）

調和＆使用

1. 在精油瓶中注入 1 小匙（5ml）的荷荷芭油，然後加入檸檬香茅、真正薰衣草和胡椒薄荷精油，花點時間搖晃均勻。

2. 將 1 滴油滴在大腸經－合谷穴（LI4），然後用大拇指或食指，輕輕在穴道上以畫圓的方式按摩 9~27 次。

3. 取 1 滴油塗在大拇指或食指，然後將油塗在肝經－太沖穴（LV3）的位置。輕輕在穴道上以畫圓的方式按摩 9~27 次。

4. 取 1 滴油塗在大拇指或食指，然後將油塗在膽經－陽陵泉穴（GB34）的位置。輕輕在穴道上以畫圓的方式按摩 9~27 次，然後沿著膽經路徑向下按摩到腳踝，重複 3~9 次。

5. 取 1 滴油塗在大拇指或食指，然後將油塗在太陽神經叢的位置。

6. 取 15 滴（0.75ml）荷荷芭油在掌心，然後輕輕在太陽神經叢大幅度地畫圓按摩。

7. 仰躺下來。將熱敷包放在太陽神經叢，拿一條浴巾覆蓋。靜靜放著，直到敷包溫度褪到與體溫同熱。如果願意的話，可以重複熱敷 3 次。

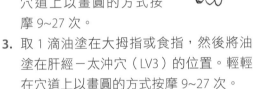

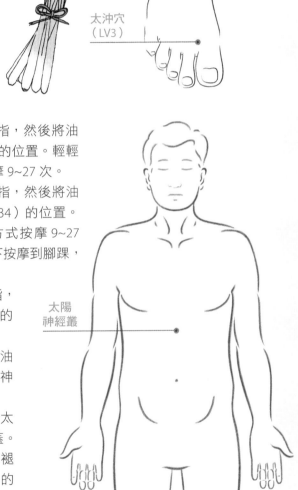

太沖穴
（LV3）

太陽
神經叢

放鬆情緒的按摩精油
和諧肝脾

這個配方能為你帶來平靜和放鬆的感覺，很適合用來改善易怒、挫折、肋骨兩側疼痛、脹氣、消化不良、肌肉疼痛、腹瀉和便祕交替出現，以及難以做決定等情況。

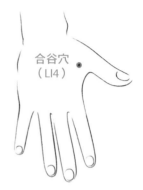

合谷穴
（LI4）

工具 & 材料

- 5ml 精油瓶
- 荷荷芭油
- 1 滴真正薰衣草精油（安神）
- 1 滴羅馬洋甘菊精油（平肝安神、和諧肝脾）
- 1 滴胡椒薄荷精油（行佈肝氣）
- 1 滴佛手柑精油（安神）
- 1 滴檸檬香茅精油（行肝氣、和諧肝脾）

調和 & 使用

1. 在精油瓶中注入 1 小匙（5ml）的荷荷芭油，然後加入真正薰衣草、羅馬洋甘菊、胡椒薄荷、佛手柑與檸檬香茅精油，花點時間搖晃均勻。

2. 在掌心滴 1 滴油，用掌心嗅聞技巧（見第 66 頁），深深嗅聞精油的香氣。

3. 將 1 滴油滴在一手的大腸經－合谷穴（LI4），然後用另一手的大拇指或食指，輕輕在穴道上以畫圓的方式按摩幾秒。然後在另一手重複同樣步驟。這麼做可以促進氣的流動。

4. 取 1 滴油塗在雙手的大拇指或食指，然後將油塗在雙腳肝經－太沖穴（LV3）的位置。輕輕在穴道上以畫圓的方式按摩幾秒，這麼做可以促進氣的流動。

5. 取 1 滴油塗在大拇指或食指，然後將油塗在脾

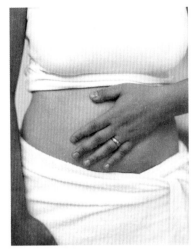

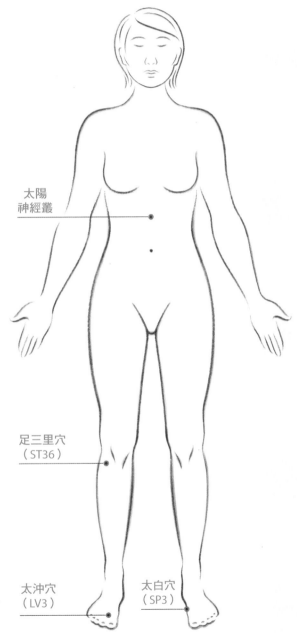

經－太白穴（SP3）的位置。
輕輕在穴道上以畫圓的方式
按摩幾秒。

6. 取 1 滴油塗在雙手的大拇
   指或食指，然後將油塗在
   腿部兩側的胃經－足三里穴
   （ST36），輕輕在穴道上以
   畫圓的方式按摩幾秒。

7. 取 3 滴油在掌心，然後輕輕
   按摩你的太陽神經叢，如有
   需要就再多加點荷荷芭油。

8. 仰躺下來。將熱敷包放在太
   陽神經叢，拿一條浴巾覆
   蓋。靜靜放著，直到敷包溫
   度褪到與體溫同熱。

9. 熱敷完成後起身。再取 1 滴
   油，用掌心嗅聞技巧嗅聞精
   油香氣。

太陽
神經叢

足三里穴
（ST36）

太沖穴
（LV3）

太白穴
（SP3）

芳香泡浴配方　幫助強化肺臟、放鬆肌肉

工具 & 材料
- 一個小碗
- 2~3 大匙（30~45ml）卡斯提亞橄欖液體皂（liquid Castile soap）（也可以用任何植物油或荷荷芭油取代）

配方 1
- 2 滴歐洲赤松精油
- 2 滴真正薰衣草精油
- 2 滴茶樹精油

配方 2
- 2 滴歐洲赤松精油
- 2 滴澳洲尤加利精油
- 2 滴芳香羅文莎葉精油

調和 & 使用
1. 將液體皂和所有精油放入小碗中。
2. 在浴缸注滿熱水，加入調好的精油液體皂，均勻攪散。
3. 進入浴缸泡澡，大約浸泡 20 分鐘。

緩解背部悶痛的按摩油　強化腎臟與意志力

工具 & 材料
- 15ml 精油瓶　• 荷荷芭油　• 8 滴真正歐洲赤松精油（補腎氣）
- 6 滴茶樹精油（補腎氣）　• 2 滴薑精油（強化腎氣、溫暖後腰）
- 2 滴甜馬鬱蘭精油（放鬆肌肉）　• 熱敷包（製作方法見第 70 頁）
- 一個大的塑膠袋（能裝下敷包的大小）

調和 & 使用
1. 在精油瓶中注入 3 小匙（15ml）的荷荷芭油，然後加入歐洲赤松、茶樹、薑和甜馬鬱蘭精油，花點時間搖晃均勻。
2. 取 10 滴油（約 0.5ml）在掌心，在腰部輕輕以畫圓方式按摩 3~5 分鐘。
3. 將熱敷包放在塑膠袋裡。仰躺下來，把用袋子裝好的熱敷包放在腰部，一直維持這個姿勢，直到敷包溫度褪到與體溫同熱。

真正薰衣草按摩精油　緩解因冷加劇的關節疼痛

這個配方是透過熱度和身體活動來緩解疼痛，尤其適合風濕寒痹和寒濕痹的情況。以下按摩可以一天做兩次，整個療程應該連續做六天，然後休息一天。或者，也可以做三天、休息一天，然後再做三天，依此類推。如果需要處理到腳踝，可以在配方中另外加入 4 滴岩蘭草或沒藥精油。

工具＆材料

- 60 滴（3ml）芝麻油　• 60 滴（3ml）山金車浸泡油
- 4 滴真正薰衣草精油（平衡配方中的溫暖型精油，促進氣的循環）
- 3 滴藍膠尤加利精油（溫暖經絡、消除肌肉和關節的疼痛，尤其對應上半身的疼痛）
- 3 滴薑精油（溫暖經絡、疏通經絡、活血止痛，尤其對應髖部和下半身的疼痛）
- 3 滴檸檬香茅精油（行氣、放鬆肌腱與韌帶）
- 3 滴乳香精油（活血、消炎、止痛）
- 3 滴歐洲赤松精油（強腎、促進循環、止痛）
- 3 滴芳香羅文莎葉精油（止痛）
- 15ml 精油瓶　• 荷荷芭油
- 熱敷包（製作方法見第 70 頁）• 浴巾

調和＆使用

1. 將芝麻油、山金車浸泡油、真正薰衣草、藍膠尤加利、薑、檸檬香茅、乳香、歐洲赤松和芳香羅文莎葉精油加入精油瓶，然後注滿荷荷芭油，花點時間搖晃均勻。
2. 在疼痛的部位放上熱敷包，拿一條浴巾覆蓋。用手扶住熱敷幾分鐘。
3. 取 20 滴油（1ml）在掌心，然後用手輕輕按摩患部 1~3 分鐘。
4. 再次在患部放上熱敷包，拿一條浴巾覆蓋。大約 15 秒之後，輕輕慢慢地彎曲、伸直並旋轉患部關節，直到敷包溫度褪到與體溫同熱。可重複 3 次。

玫瑰草按摩精油　緩解因熱加劇的關節疼痛

舒緩疼痛、降低發炎，最適合用來處理熱濕痹。可以一天按摩兩次，連續做六天，休息一天。也可以做三天、休息一天，然後再做三天，依此類推。

工具＆材料
- 60 滴（3ml）芝麻油　• 60 滴（3ml）山金車浸泡油
- 6 滴玫瑰草精油（清涼、清熱、降低發炎情況）
- 4 滴乳香精油（清涼、活血、降低發炎情況、止痛）
- 3 滴真正薰衣草精油（清涼、清熱、降低發炎情況）
- 3 滴羅馬洋甘菊精油（清熱、降低發炎情況、止痛）
- 3 滴胡椒薄荷精油（清涼、止痛）
- 3 滴岩蘭草精油（激勵循環、降低發炎情況、止痛）
- 15ml 精油瓶　• 荷荷芭油　• 熱敷包（製作方法見第 70 頁）　• 浴巾

調和＆使用
1. 將芝麻油、山金車浸泡油、玫瑰草、乳香、真正薰衣草、羅馬洋甘菊、胡椒薄荷與岩蘭草精油加入精油瓶，注滿 8ml 荷荷芭油搖晃均勻。
2. 在疼痛的部位放上熱敷包，拿一條浴巾覆蓋。用手扶住熱敷幾分鐘。
3. 取 20 滴油（1ml）在掌心，然後用手輕輕按摩患部 1~3 分鐘。
4. 再次放上熱敷包，以浴巾覆蓋。約 15 秒後，輕輕慢慢地彎曲、伸直並旋轉患部關節，直到敷包溫度褪到與體溫同熱。重複 3 次。

胡椒薄荷按摩精油　緩解太陽穴緊繃的頭痛

工具＆材料
- 5ml 精油瓶　• 荷荷芭油　• 8~10 滴胡椒薄荷精油

調和＆使用
1. 在精油瓶中注入 5ml 荷荷芭油，加入胡椒薄荷精油，搖晃均勻。
2. 在掌心滴 1 滴油，用掌心嗅聞技巧（見第 66 頁），嗅聞精油香氣。
3. 將 2 滴油塗在雙手的食指，然後將手指放在太陽穴上。用雙手前三指輕輕太陽穴上以畫圓的方式按摩。注意別讓油碰到眼睛。

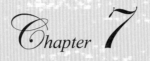

Chapter 7

放鬆身心的精油

我們將在這一章特別談談如何平撫思緒、放鬆心靈。
或者換個方式說,就是中醫裡的安神(見第49頁)。
本章的配方中,將用到許多能有效改善焦慮、不安與
失眠的中調和後調類精油。

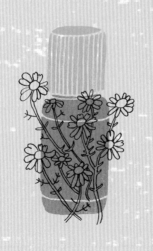

壓力的成因

現代人早已習慣了每天要承擔整整一天份的壓力。我們總覺得自己需要更多的精力、更強烈的意志力，才能獲得成功，但這種唯有勤奮不懈才能功成名就的想法，其實忽略了身心需要適當休息，才能表現得更好的事實。

許多人都不明白自己的身體需要什麼。當面對著每天龐大的壓力，更常見的情況是，我們轉而投向各式各樣的對應機制，而不是真的試著讓自己好好休息。抽菸、喝咖啡以及（或）喝酒、做愛、暴飲暴食、使用娛樂性藥物……都是許多人為了發洩壓力、讓自己放鬆所採取的方法。我並不是主張把所有人

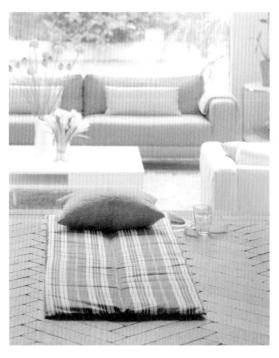

生樂趣都抹滅掉，但我們必須意識到，這些對應機制其實和我們千方百計想擺脫的壓力源一樣傷身。

我們當中有許多人，都陷在不斷剝削藏精庫（見第30頁）的惡性循環中。我們先是承擔太多的工作和壓力，然後又在娛樂舒壓的活動中再一次消耗精力。這樣的

惡性循環會造成器官功能低落、荷爾蒙不平衡、情緒被壓抑。接著，低落的器官功能會使身體廢物不能好好排出，這不只是指尿液和糞便，也包括細胞新陳代謝所產生的廢物，這些廢物需要被及時清除，新的養分才有空間進駐。

那些需要透過放鬆休息來修復身體的人，通常會難以指出或表達自己的情緒。他們也可能感覺自己被某一種情緒籠罩，或是讓某一段不公的過去或創傷主宰了自己的生活。

精油可以直接影響大腦的邊緣系統。邊緣系統能調節我們大部分的情緒圖像，以及面對各種壓力源的基本反應，例如恐懼。透過這樣的方式，精油將成為我們改變抗壓行為模式的關鍵，把我們帶到一個能真正休息、修復自己的境地。

放鬆身心的精油配方

掌心嗅聞精油配方　靜心安神

血橙和橙花都可以幫助安定心神及思緒，尤其在你因為挫折或焦慮，而感受不到喜悅和幸福感的時候。把你的目標設定在：讓自己感覺到開心和喜悅。

工具＆材料
• 5ml 精油瓶　• 荷荷芭油　• 2 滴血橙精油　• 2 滴橙花精油

調和＆使用
1. 在精油瓶中注入 1 小匙（5ml）的荷荷芭油，然後加入血橙與橙花精油，花點時間搖晃均勻。
2. 在掌心滴 1 滴油，用掌心嗅聞技巧（見第 66 頁），深深嗅聞精油的香氣。

平靜寧神的泡浴精油配方

工具＆材料
• 一個小碗
• 2~3 大匙（30~45ml）卡斯提亞橄欖液體皂（liquid Castile soap）（也可以用任何植物油或荷荷芭油取代）
• 2 滴天竺葵精油
• 2 滴玫瑰草精油
• 2 滴檀香精油

調和＆使用
1. 將液體皂和所有精油放入小碗。
2. 在浴缸注滿熱水，加入調好的精油液體皂，均勻攪散。
3. 進入浴缸泡澡，大約浸泡 20 分鐘。

真正薰衣草按摩油
紓解壓力

這個配方可以在任何你稍微感到挫折或
煩躁的時候使用，無論是在家、在工作
場合，或是塞車的時候。如果只有一小
段時間可以進行，可以省略第 5 個步
驟。如果你希望提振效果更明顯一些，
可以在配方中加入 1 滴胡椒薄荷。

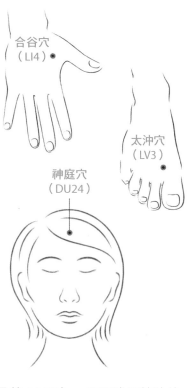

工具＆材料

- 5ml 精油瓶　• 荷荷芭油
- 3 滴真正薰衣草精油

調和＆使用

1. 在精油瓶中注入 1 小匙（5ml）的荷
   荷芭油，然後加入真正薰衣草精油，
   花點時間搖晃均勻。
2. 在掌心滴 1 滴油，用掌心嗅聞技巧（見第 66 頁），深深嗅聞精油的
   香氣。
3. 將 1 滴油滴在一手的大腸經－合谷穴（LI4），然後用另一手的大拇
   指或食指，輕輕在穴道上以畫圓的方式按摩幾秒。然後在另一手重
   複同樣步驟。這麼做可以促進氣的流動。
4. 取 1 滴油塗在雙手的大拇指或食指，然後將油塗在雙腳肝經－太沖
   穴（LV3）的位置。輕輕在穴道上以畫圓的方式按摩幾秒，這麼做可
   以促進氣的流動。
5. 取 1 滴油塗在大拇指或食指，然後將油塗在督脈－神庭穴（DU24）
   的位置。小心別讓油碰到你的眼睛或眉毛。輕輕用油在穴道上按摩
   幾秒。
6. 再取 1 滴油，用掌心嗅聞技巧嗅聞精油香氣。

岩蘭草放鬆精油
深度放鬆，有意識地好好休息

這個配方能令人感到深深的平靜。在按摩療程開始之前進行這個步驟，能帶來特別大的幫助。

工具＆材料
- 5ml 精油瓶　• 荷荷芭油
- 3 滴岩蘭草精油

調和＆使用
1. 在精油瓶中注入 1 小匙（5ml）的荷荷芭油，加入岩蘭草精油，搖晃均勻。
2. 取 1 滴油塗在大拇指或食指，然後將油塗在腎經－湧泉穴（KD1）的位置。輕輕在穴道上以畫圓的方式按摩 3~9 次。
3. 取 1 滴油塗在大拇指或食指，然後將油塗在膀胱經－腎俞穴（UB23）的位置。輕輕在穴道上以畫圓的方式按摩 3~9 次。
4. 取 1 滴油塗在大拇指或食指，然後將油塗在膀胱經－心俞穴（UB15）的位置，輕輕在穴道上以畫圓的方式按摩 3~9 次。
5. 取 1 滴油塗在大拇指或食指，然後將油塗在督脈－大椎穴（DU14）的位置，輕輕在穴道上以畫圓的方式按摩 3~9 次。
6. 再取 1 滴油，用掌心嗅聞技巧嗅聞精油香氣。

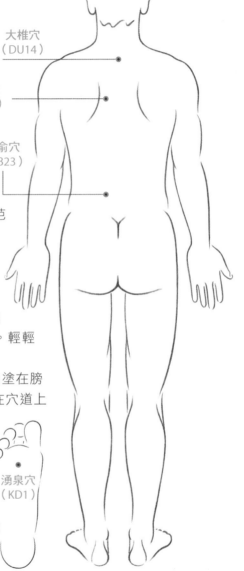

大椎穴
（DU14）

心俞穴
（UB15）

腎俞穴
（UB23）

湧泉穴
（KD1）

天竺葵按摩油　簡單的安撫配方

工具＆材料

- 5ml 精油瓶　• 荷荷芭油
- 3 滴天竺葵精油

神庭穴
（DU24）

印堂

調和＆使用

1. 在精油瓶中注入 1 小匙（5ml）的荷荷芭油，
   然後加入天竺葵精油，花點時間搖晃均勻。
2. 在掌心滴 1 滴油，用掌心嗅聞技巧（見第
   66 頁），深深嗅聞精油的香氣。
3. 取 1 滴油塗在大拇指或食指，然後將油塗在
   督脈－神庭穴（DU24）的位置。小心別讓油碰到你的眼睛或眉毛。
   輕輕在穴道上以畫圓的方式按摩 9~27 次。
4. 取 1 滴油塗在大拇指，然後將油塗在印堂的位置。小心別讓油碰到
   你的眼睛或眉毛。輕輕在穴道上以畫圓的方式按摩 9~27 次。
5. 再取 1 滴油，用掌心嗅聞技巧嗅聞精油香氣。

養心降火的泡浴精油配方　帶來放鬆和平靜的感覺

工具＆材料

- 1 個小碗
- 2~3 大匙（30~45ml）卡斯提亞橄欖液體皂（liquid Castile soap）（也
  可以用任何植物油或荷荷芭油取代）
- 2 滴天竺葵精油（安神舒心、幫助休息）
- 1 滴真正薰衣草精油（安神舒心、促進放鬆）
- 1 滴佛手柑精油（帶來好心情、促進放鬆）

調和＆使用

1. 將液體皂和所有精油放入小碗中。
2. 在浴缸注滿熱水，加入調好的精油液體皂，均勻攪散。
3. 進入浴缸泡澡，大約浸泡 20 分鐘。

舒緩身心的泡浴精油配方
放鬆身心的睡前熱水澡

這個氣味芬芳的泡浴配方，能改善神經緊張和難以成眠的問題。尤其如果隔天有事情讓你感到擔憂，就是使用這個配方的理想時機。這個泡浴配方可以幫助你敞開心、安心神。

工具＆材料
- 1 個小碗
- 2~3 大匙（30~45ml）卡斯提亞橄欖液體皂（liquid Castile soap）（也可以用任何植物油或荷荷芭油取代）
- 2 滴乳香精油　・2 滴天竺葵精油　・2 滴檀香精油
- 2 滴真正薰衣草精油

調和＆使用
1. 將液體皂和所有精油放入小碗中。
2. 在浴缸注滿熱水，加入調好的精油液體皂，均勻攪散。
3. 進入浴缸泡澡，大約浸泡 20 分鐘。

德國洋甘菊按摩油
簡單的安撫配方

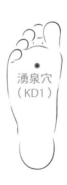

湧泉穴
（KD1）

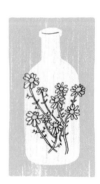

工具＆材料
- 5ml 精油瓶　・荷荷芭油
- 1 滴德國洋甘菊精油

調和＆使用
1. 在精油瓶中注入 1 小匙（5ml）的荷荷芭油，然後加入德國洋甘菊精油，花點時間搖晃均勻。
2. 取 1 滴油塗在雙手的大拇指或食指，然後將油塗在雙腳腎經－湧泉穴（KD1）的位置。輕輕在穴道上以畫圓的方式按摩 30 秒至 3 分鐘。

靜心冥想按摩配方

工具＆材料

• 5ml 精油瓶　• 荷荷芭油　• 3 滴檀香精油

調和＆使用

1. 在精油瓶中注入 1 小匙（5ml）的荷荷芭油，然後加入檀香精油，花點時間搖晃均勻。

2. 以舒服的方式坐著，脊椎挺直。

3. 在掌心滴 1 滴油，用掌心嗅聞技巧（見第 66 頁）深深嗅聞精油的香氣，重複 3 次，至少吸氣 9 次、呼氣 9 次。

4. 取 1 滴油塗在大拇指或食指，然後將油塗在印堂的位置。小心別讓油碰到你的眼睛或眉毛。輕輕在穴道上以畫圓的方式按摩 9 次。

5. 取 1 滴油塗在大拇指或食指，然後將油塗在任脈－膻中穴（RN17）的位置。輕輕在穴道上以畫圓的方式按摩。

6. 取 1 滴油塗在雙手的大拇指或食指，然後將油塗在任脈－氣海穴（RN6）的位置，輕輕在穴道上以畫圓的方式按摩 9 次。

7. 取 1 滴油塗在雙手的大拇指或食指，然後將油塗在腎經－太溪穴（KD3）的位置，輕輕在穴道上以畫圓的方式按摩 9 次。

8. 再取 1 滴油，用掌心嗅聞技巧嗅聞精油香氣。重複嗅聞 3 次，至少吸氣 9 次、呼氣 9 次。

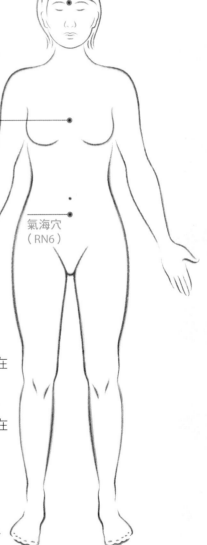

印堂

膻中穴（RN17）

氣海穴（RN6）

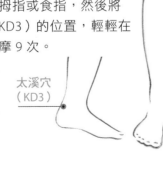

太溪穴（KD3）

堅定信念的按摩配方
幫助你邁開腳步的配方

這個配方可以幫助你放下對過去的期盼，讓你更處於現在、把握當下，向前邁進。

工具＆材料
- 5ml 精油瓶　　• 荷荷芭油
- 2 滴乳香精油（讓呼吸更深沉、允許自己原諒、開展新的生命）
- 2 滴天竺葵精油（養心、允許自己原諒）
- 2 滴迷迭香精油（滋補心氣）

調和＆使用
1. 在精油瓶中注入 1 小匙（5ml）的荷荷芭油，然後加入乳香、天竺葵和迷迭香精油，花點時間搖晃均勻。
2. 將 1 滴油滴在一手的肺經－太淵穴（LU9），然後用另一手的大拇指或食指，輕輕在穴道上以畫圓的方式按摩 1~3 次。然後沿肺經上下按摩 9 次。這麼做可以滋補肺氣。
3. 取 1 滴油塗在大拇指或食指，然後將油塗在任脈－膻中穴（RN17）的位置。輕輕在穴道上以畫圓的方式按摩 9 次，這麼做可以敞開胸腔、促進氣的流動。
4. 取 1 滴油塗在大拇指或食指，然後將油塗在任脈－氣海穴（RN6）的位置。輕輕在穴道上以畫圓的方式按摩 9 次。這麼做可以補氣。
5. 取 1 滴油塗在你的大拇指或食指，然後將油塗在腿部兩側的胃經－足三里穴（ST36），輕輕在穴道上以畫圓的方式按摩 9 次。這麼做可以補氣。
6. 取 1 滴油塗在你的大拇指或食指，然後將油塗在腿部兩側的腎經－復溜穴（KD7），輕輕在穴道上以畫圓的方式按摩 9 次。這麼做可以滋補肺氣和腎氣。

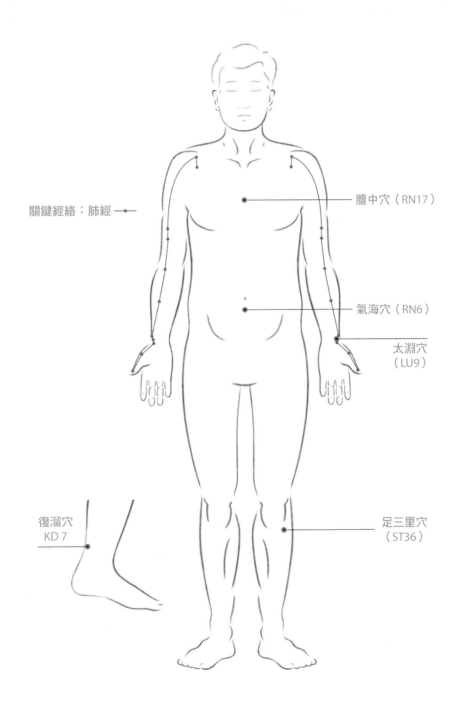

關鍵經絡：肺經

膻中穴（RN17）

氣海穴（RN6）

太淵穴
（LU9）

復溜穴
KD 7

足三里穴
（ST36）

玫瑰草按摩油
邀請平靜與放鬆進入你的生活

玫瑰草和下列按摩步驟中的穴位
點有能量上的對應關係。如果你比
較喜歡天竺葵的話，也可以用天竺
葵取代玫瑰草。

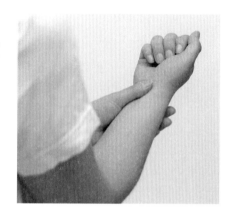

工具＆材料
- 5ml 精油瓶
- 荷荷芭油
- 3 滴玫瑰草精油

調和＆使用

1. 在精油瓶中注入 1 小匙（5ml）的荷荷芭油，然後加入玫瑰草精油，
   花點時間搖晃均勻。

2. 取 1 滴油塗在大拇指或食指，然後將油塗在督脈－神庭穴（DU24）
   的位置。小心別讓油碰到你的眼睛或眉毛。輕輕以畫圓的方式，從
   神庭穴往頭頂中央按摩 3 次。

3. 取 1 滴油塗在大拇指或食指，然後將油塗在印堂的位置。小心別讓
   油碰到你的眼睛或眉毛。輕輕在穴道上以畫圓的方式按摩 3 次。

4. 取 1 滴油塗在大拇指或食指，然後將油塗在任脈－膻中穴（RN17），
   輕輕在穴道上以畫圓的方式按摩 3 次。

5. 取 2 滴油滴在心包經－內關穴（PC6），用大拇指或食指在穴道上慢
   慢地畫圓按摩，然後沿著心包經的路徑，往下按摩到心包經－勞宮
   穴（PC8）的位置，重複 3 次。最後在勞宮穴以畫圓的方式慢慢按摩。

6. 取 1 滴油塗在大拇指或食指，然後將油塗在肝經－太沖穴（LV3），
   輕輕在穴道上以畫圓的方式慢慢按摩。

7. 在掌心滴 1 滴油，用掌心嗅聞技巧（見第 66 頁），深深嗅聞精油的
   香氣。

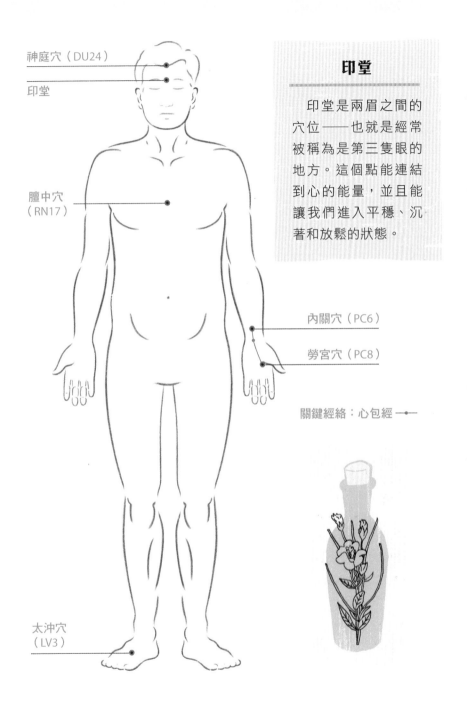

神庭穴（DU24）

印堂

膻中穴
（RN17）

內關穴（PC6）

勞宮穴（PC8）

關鍵經絡：心包經

太沖穴
（LV3）

印堂

印堂是兩眉之間的穴位——也就是經常被稱為是第三隻眼的地方。這個點能連結到心的能量，並且能讓我們進入平穩、沉著和放鬆的狀態。

205

檀香冥想配方
幫助你敞開內心

工具&材料
- 5ml 精油瓶
- 荷荷芭油
- 3 滴檀香精油
- 1 滴天竺葵或玫瑰草精油

調和&使用

1. 在精油瓶中注入 5ml 荷荷芭油，加入檀香和天竺葵或玫瑰草精油，搖晃均勻。

2. 以舒服方式坐著，脊椎挺直。

3. 在掌心滴 1 滴油，用掌心嗅聞技巧（見第 66 頁）嗅聞精油的香氣，重複 3 次。

4. 取 1 滴油塗在大拇指或食指，輕輕以畫圓的方式按摩印堂位置 9 次。小心別讓油碰到眼睛或眉毛。

5. 取 1 滴油塗在大拇指或食指，然後將油塗在任脈－膻中穴（RN17）的位置。輕輕在穴道上以畫圓的方式按摩。

6. 取 1 滴油塗在雙手的大拇指或食指，然後將油塗在心包經－內關穴（PC6）的位置，輕輕在穴道上以畫圓的方式按摩 1 次。

7. 取 1 滴油塗在雙手的大拇指或食指，輕輕以畫圓的方式按摩任脈－氣海穴（RN6）9 次。

8. 取 1 滴油塗在雙手的大拇指或食指，輕輕以畫圓的方式按摩腎經－太溪穴（KD3）9 次。

9. 在掌心滴 1 滴油，用掌心嗅聞技巧（見第 66 頁）深深嗅聞精油的香氣，重複 3 次。

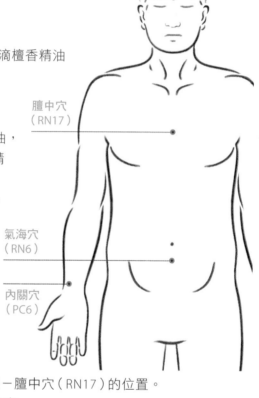

印堂

膻中穴
（RN17）

氣海穴
（RN6）

內關穴
（PC6）

太溪穴
（KD3）

岩蘭草精油配方
能帶來平靜、穩住情緒

改善心神不寧、焦慮緊張等情況，讓你
感覺更穩穩紮根、情緒也更穩定。這個
配方也可以養血。

工具&材料

• 5ml 精油瓶　• 荷荷芭油　• 2 滴岩蘭草精油
• 1 滴羅馬洋甘菊精油　• 1 滴玫瑰草精油

調和&使用

1. 在精油瓶中注入 5ml 荷荷芭油，加入岩蘭草、羅馬
洋甘菊和玫瑰草精油，花點時間搖晃均勻。

2. 在掌心滴 1 滴油，用掌心嗅聞技巧（見第 66 頁），
深深嗅聞精油的香氣。

3. 取 1 滴油塗在大拇指或食指，輕輕以畫圓的方式按
摩任脈－膻中穴（RN17）9 次。

4. 取 1 滴油塗在大拇指或食指，輕輕以畫圓
的方式按摩腎經－湧泉穴（KD1）或太溪穴
（KD3）（也可以兩個穴道都施用）9 次。

5. 取 1 滴油塗在大拇指或食指，輕輕以畫圓
的方式按摩脾經－三陰交穴（SP6）9 次。

6. 取 1 滴油塗在大拇指或食指，輕輕以畫圓
的方式按摩任脈－關元穴（RN4）9 次。

7. 在掌心滴 1 滴油，用掌心嗅聞技巧（見第
66 頁）深深嗅聞精油的香氣，重複 3 次。

8. 輕輕將掌心放在肚臍或肚臍下
方的位置，停留至少 3 分鐘。

9. 再取 1 滴油，用掌心嗅聞技巧嗅聞精油。

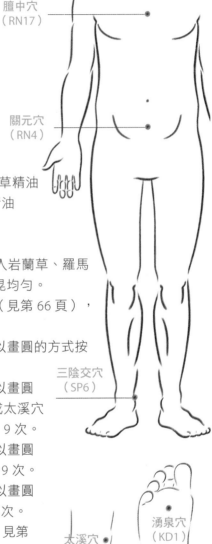

膻中穴
（RN17）

關元穴
（RN4）

三陰交穴
（SP6）

湧泉穴
（KD1）

太溪穴
（KD3）

降心火的泡浴配方
放鬆神經系統，舒緩情緒上火

緩解憤怒、挫折和暴躁易怒。配方中的三種精油都有降火安神的效果。

工具 & 材料
- 一個小碗
- 2~3 大匙（30~45ml）卡斯提亞橄欖液體皂（liquid Castile soap）（也可以用任何植物油或荷荷芭油取代）
- 2 滴依蘭精油　•1 滴玫瑰草精油　•1 滴真正薰衣草精油

調和 & 使用
1. 將液體皂和所有精油放入容器中。
2. 在浴缸注滿熱水，加入調好的精油液體皂，均勻攪散。
3. 進入浴缸泡澡，大約浸泡 20 分鐘。

撩動性能量的按摩配方　具催情效果

這個配方中的三種精油都有催情功能，能幫助人們解放、破除禁忌感。

工具 & 材料
- 5ml 精油瓶　•荷荷芭油　•2 滴依蘭精油　•1 滴玫瑰精油
- 1 滴茉莉精油　•熱敷包（製作方式見第 70 頁）　•浴巾

調和 & 使用
1. 精油瓶中注入 5ml 荷荷芭油，加入依蘭、玫瑰與茉莉精油，搖晃均勻。
2. 取 4 滴油在掌心，再加入半小匙（2.5ml）的荷荷芭油，輕輕按摩下腹部（肚臍下方的位置），
3. 仰躺。將熱敷包放在下腹以浴巾覆蓋。靜置直到敷包與體溫同熱。

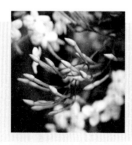

有助於激起性慾的催情精油

男性：雪松、肉桂、歐洲赤松、迷迭香、檀香、岩蘭草。

女性：茉莉、玫瑰、岩蘭草、依蘭。

清涼降火的按摩配方
改善失眠、憤怒、情緒擺盪和煩躁不安

德國洋甘菊對應水元素，可以用來降低火元素。

工具 & 材料

- 5ml 精油瓶　• 荷荷芭油
- 2 滴天竺葵精油
- 1 滴德國洋甘菊精油　• 1 滴佛手柑精油

調和 & 使用

1. 在精油瓶中注入 1 小匙（5ml）的荷荷芭油，然後加入天竺葵、德國洋甘菊和佛手柑精油，花點時間搖晃均勻。

2. 在掌心滴 1 滴油，用掌心嗅聞技巧（見第 66 頁），深深嗅聞精油的香氣。

3. 取 1 滴油塗在大拇指或食指，然後將油塗在督脈－大椎穴（DU14）的位置。輕輕在穴道上以畫圓的方式按摩9 次。

4. 取 1 滴油塗在大拇指或食指，然後將油塗在心包經－曲澤穴（PC3）的位置。輕輕在穴道上以畫圓的方式按摩3~9 次，然後沿心包經路徑向下按摩到中指指尖，重複 3~9 次。

5. 取 1 滴油塗在大拇指或食指，然後將油塗在腎經－太溪穴（KD3），輕輕在穴道上以畫圓的方式按摩 3~9 次。

6. 再取 1 滴油，用掌心嗅聞技巧嗅聞精油香氣。

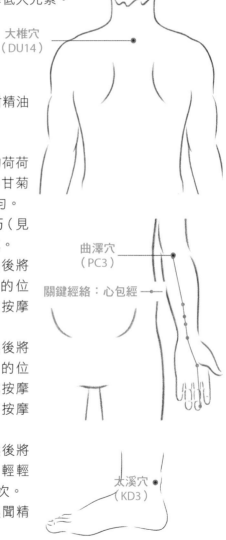

大椎穴
（DU14）

曲澤穴
（PC3）

關鍵經絡：心包經

太溪穴
（KD3）

幫助夜裡放鬆的按摩配方
消除煩躁不安

這個配方透過平衡體內過於高漲的陽氣，來幫助你消除煩躁不安，以及夜裡太過興奮等情況。

工具＆材料

- 10ml 精油瓶　　• 荷荷芭油
- 1 滴穗甘松精油

調和＆使用

1. 在精油瓶中注入 2 小匙（10ml）的荷荷芭油，然後加入穗甘松精油，花點時間搖晃均勻。

2. 取 1 滴油塗在大拇指或食指，然後將油塗在腎經－湧泉穴（KD1）的位置。輕輕在穴道上以畫圓的方式按摩9~27 次。

3. 取 1 滴油塗在大拇指或食指，然後將油塗在任脈－膻中穴（RN17）的位置。輕輕在穴道上以畫圓的方式按摩 3~9 次。

4. 將 1 滴油滴在心包經－勞宮穴（PC8），用大拇指或食指，輕輕在穴道上以畫圓的方式按摩3~9 次。

5. 在掌心滴 1 滴油，用掌心嗅聞技巧（見第 49 頁）嗅聞精油香氣。

6. 輕輕將掌心放在肚臍或肚臍下方的位置，停留至少 3 分鐘。

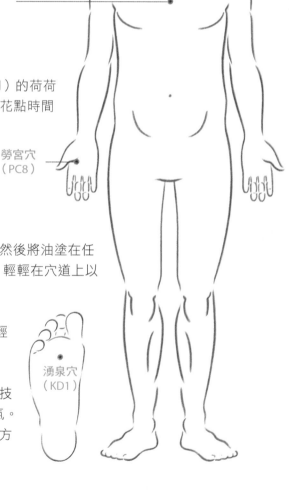

膻中穴
（RN17）

勞宮穴
（PC8）

湧泉穴
（KD1）

幫助精神穩定的按摩配方
清心火、降肝火

這是能幫助安神的配方。

工具＆材料
- 5ml 精油瓶　　•荷荷芭油
- 1 滴佛手柑精油（清涼、安神、清心火、降肝火）
- 1 滴真正薰衣草精油（清心火、降肝火；以上揚的作用，平衡穗甘松向下的特質）
- 1 滴天竺葵精油（清心火、降肝火、滋陰）
- 1 滴穗甘松精油（清心火、降肝火、讓氣下沉）

調和＆使用
1. 在精油瓶中注入 1 小匙（5ml）的荷荷芭油，然後加入佛手柑、真正薰衣草、天竺葵與穗甘松精油，花點時間搖晃均勻。
2. 取 1 滴油塗在大拇指或食指，然後將油塗在任脈－膻中穴（RN17）的位置。輕輕在穴道上以畫圓的方式按摩。

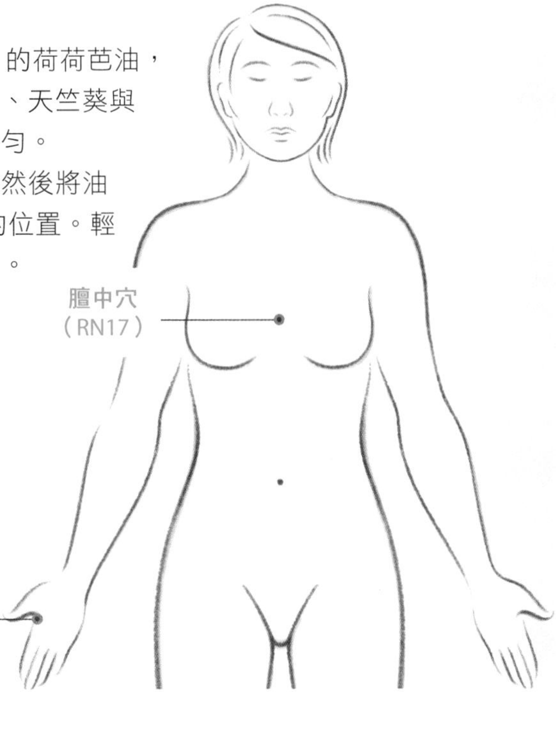

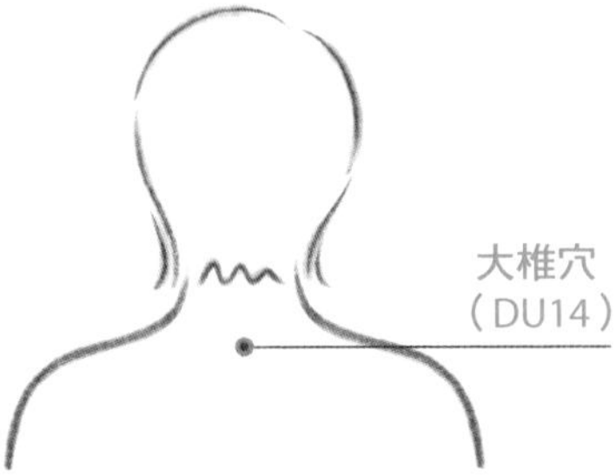

膻中穴
（RN17）

大椎穴
（DU14）

勞宮穴
（PC8）

3. 取 1 滴油塗在大拇指或食指，然後將油塗在督脈－大椎穴（DU14）的位置。輕輕在穴道上以畫圓的方式按摩。

4. 取 1 滴油塗在大拇指或食指，然後將油塗在肝經－太沖穴（LV3）的位置。輕輕在穴道上以畫圓的方式按摩。

5. 取 1 滴油塗在大拇指或食指，然後將油塗在腎經－太溪穴（KD3）的位置。輕輕在穴道上以畫圓的方式按摩。

6. 將 1 滴油滴在心包經－勞宮穴（PC8），用大拇指或食指，輕輕在穴道上以畫圓的方式按摩。

7. 在掌心滴 1 滴油，用掌心嗅聞技巧（見第 66 頁），深深嗅聞精油的香氣。

8. 輕輕將掌心放在肚臍或肚臍下方的位置，停留至少 3 分鐘。

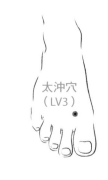

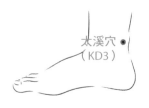

薑精油按摩配方
培養意志力

這個配方將幫助你增強鬥志、更加集中。

工具＆材料
• 5ml 精油瓶　• 荷荷芭油　• 3 滴薑精油

調和＆使用
1. 在精油瓶中注入 1 小匙（5ml）的荷荷芭油，然後加入薑精油，花點時間搖晃均勻。

2. 在掌心滴 1 滴油，用掌心嗅聞技巧（見第 66 頁）嗅聞精油香氣。

3. 取 1 滴油塗在大拇指或食指，
   然後將油塗在任脈－氣海穴
   （RN6）的位置。慢慢吸氣，
   同時輕而實地按壓這個穴道。
   停留幾秒，然後呼氣，手從穴
   道上放開。重複做 9 次。接著
   從氣海穴一路長推到任脈－膻
   中穴（RN17），同樣重複9次。
   這麼做可以補氣。

4. 取 1 滴油塗在雙手的大拇指或
   食指，然後將油塗在腿部兩側
   的胃經－足三里穴（ST36）。
   慢慢吸氣，同時輕而實地按壓
   這個穴道。停留幾秒，然後呼
   氣，手從穴道上放開。重複做
   9 次。這麼做可以補氣。

5. 取 1 滴油塗在大拇指或食指，
   然後將油塗在腎經－太溪穴
   （KD3）的位置。慢慢吸氣，
   同時輕而實地按壓這個穴道。
   停留幾秒，然後呼氣，手從穴
   道上放開。重複做 9 次。這麼
   做可以補氣並強化意志力。

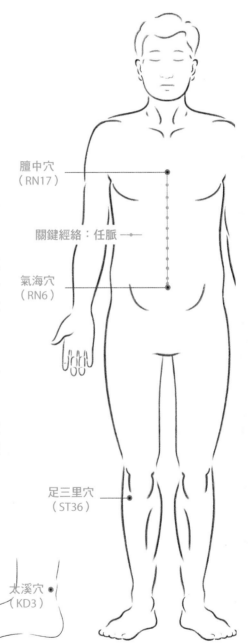

膻中穴
（RN17）

關鍵經絡：任脈

氣海穴
（RN6）

足三里穴
（ST36）

太溪穴
（KD3）

心境平和的泡澡配方

工具＆材料
- 一個小碗
- 2 小匙（10ml）卡斯提亞橄欖液體皂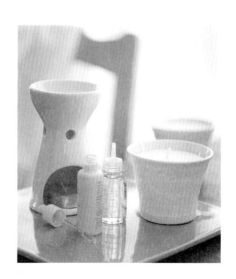
  （liquid Castile soap）（也可以用任何植
  物油或荷荷芭油取代）
- 2 滴廣藿香精油　• 1 滴天竺葵精油
- 1 滴乳香精油

調和＆使用
1. 將液體皂和所有精油放入小碗中。
2. 在浴缸注滿熱水，加入調好的精油液體皂，均勻攪散。
3. 進入浴缸泡澡，大約浸泡 20 分鐘。

空間擴香配方　活化思緒、增進專注力

工具＆材料
- 蠟燭、噴霧或電子擴香器具
- 3 滴澳洲尤加利精油
- 2 滴胡椒薄荷精油
- 1 滴羅勒精油

調和＆使用
1. 將水注入水氧機或加熱式擴香
   台中，然後加入胡椒薄荷、羅
   勒與迷迭香精油。
2. 點燃擴香台的蠟燭，或打開水
   氧機的開關。

空間擴香精油 　增強專注力

當我們承受著龐大的壓力，專注力就可能受到影響。
這個配方可以在這個部分提供協助。

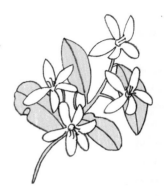

工具 & 材料
- 蠟燭、噴霧或電子擴香器具　• 2 滴胡椒薄荷精油
- 1 滴羅勒精油　• 1 滴桉油醇迷迭香精油

調和 & 使用
1. 將水注入水氧機或加熱式擴香台中，然後加入胡椒薄荷、羅勒與迷迭香精油。
2. 點燃擴香台的蠟燭，或打開水氧機的開關。

致謝

首先，我最想感謝的是我的家人，尤其是我母親——如果沒有他們的支持，這本書就不可能誕生。

我也要感謝我所有的學生和老師，他們讓我擁有了分享芳香療法和療癒知識的平台。另外，也要感謝 Kamwo 經絡藥材公司（Kamwo Meridian Herbs）的湯姆·梁（Tom Leung）與查瓦·貴斯特（Chava Quist）對我所有工作（不僅是芳香療法部分）一如既往的支持，謝謝他們和我一起開發經絡生物學（Meridian Biologix）這個精油系列。我尤其感謝我的老師傑夫里·袁（Jeffery C. Yuen），謝謝他在中醫和芳香療法方面為我帶來的啟發和教導。謝謝姍蒂·勒文（Sandy Levine）和紐約開放中心（NY Open Center）的每一位，也謝謝專業持照針灸師喬·馬傑歐（Joe Maggio）在經絡相關章節給予的協助，並謝謝羅伯特·滴莎蘭德（Robert Tisserand）以及滴莎蘭德機構一直致力於芳香療法的研究及教學，讓所有芳療師都能不斷進步與提升。謝謝拉斐爾·迪安吉羅（Raphael d'Angelo），他是一個真正的療癒師，謝謝他作為我在精油與芳香療法方面的導師，不斷地給予我啟發和引導。謝謝羅伯特·費利博士（Dr. Robert Fahey）一直以來的啟發和遠見。另外也謝謝彼得·雷尼克博士（Dr. Peter Reznik）過去十五年間指導著我，啟發了我在這本書裡的洞見，尤其是關於呼吸和療癒的部分。

　　我還想特別感謝出版社的出版團隊——尤其是克莉絲汀‧皮卡曼尼（Kristine Pidkameny）、卡莫兒‧愛德蒙（Carmel Edmonds）和克萊爾‧雀兒里（Clare Churly），謝謝他們付出時間和心力閱讀全文內容，並且編排成現在看到的架構，讓讀者能更容易理解並加以運用。同時，也謝謝插畫家蘿西‧史考特（Rosie Scott）、史蒂芬‧德優（Stephen Dew）和凱西‧貝爾（Cathy Brear）和設計師艾蜜莉‧布林恩（Emily Breen），謝謝他們讓這麼可愛的精油和經絡圖片與表格能出現在書中。謝謝你們。

索引

相關名詞

精油

圖片授權
PHOTOGRAPHY CREDITS （縮寫：l 表示左邊；r 表示右邊；a 表示在頁面上方；b 表示下方；c 表示中央）
© Ryland Peters and Small/CICO Books: p. 14cl: Debi Treloar (The family home of designers Ulla Koskinen & Sameli Rantanen in Finland); p. 14cr: Ian Wallace; pp. 14 br/42a/43/44: Chris Tubbs; 17r: Tara Fisher; p. 39: Simon Brown; pp. 42cl/43/44: Helen Cathcart; pp. 49/117/130/208: Kim Lightbody; p. 55r: Georgia Glynn-Smith; pp. 57/94/168: Peter Cassidy; pp. 58/66: Claire Richardson; pp. 67/132/194: Caroline Arber; pp. 72/157/191/241: Winfried Heinze; pp. 69al/69ar/183: Daniel Farmer; p. 112: David Merewether; pp. 134/143: Chris Everard; p. 156: Noel Murphy; p. 158: Diana Miller; p. 163: Steve Painter; pp. 164/165/189: Dan Duchars; p. 174: Catherine Gratwicke; pp. 176/178: Rob Zeller; p. 186: Lucinda Symons © Getty Images: p. 14al: Alexander Rieber/EyeEm; p. 41ar: Barco Clara/EyeEm; pp. 14bl/42bl/43/44: Thomas Griffith/EyeEm; pp. 17l/54: Nazif Ushiiarov/EyeEm; p. 18: Paul Bradbury; pp. 42cr/43/44: Nil Raths/EyeEm; pp. 42 br/43/44: mariana_d; p. 50: fp-foto; p. 55 l: coopermoisse; p. 71b: Douglas Sacha; p. 80: Joshua Snyder/EyeEm; p. 90: Rocketroom; p. 100: Michelle Arnold/EyeEm; p. 106: Lelia Valduga; p. 154: 5PH; p. 182: Niteenrk; p. 204: phototake

HealthTree
健康樹　　健康樹系列 136

經絡‧穴位‧五行，中醫整體芳療

作　　者　馬克‧吉安（Marc J. Gian L. Ac LMT）
譯　　者　鄭百雅
總 編 輯　何玉美
主　　編　紀欣怡
封面設計　萬亞雰
內文排版　葉若蒂

出版發行　采實文化事業股份有限公司
行銷企劃　陳佩宜‧黃于庭‧馮羿勳‧蔡雨庭‧王意琇
業務發行　張世明‧林踏欣‧林坤蓉‧王貞玉‧張惠屏
國際版權　王俐雯‧林冠妤
印務採購　曾玉霞
會計行政　王雅蕙‧李韶婉
法律顧問　第一國際法律事務所　余淑杏律師
電子信箱　acme@acmebook.com.tw
采實官網　www.acmebook.com.tw
采實臉書　http://www.facebook.com/acmebook01

I S B N　978-986-507-091-5
定　　價　380 元
初版一刷　2020 年 3 月
劃撥帳號　50148859
劃撥戶名　采實文化事業股份有限公司
　　　　　104 台北市中山區南京東路二段 95 號 9 樓
　　　　　電話：(02)2511-9798　　傳真：(02)2571-3298

國家圖書館出版品預行編目 (CIP) 資料

經絡 . 穴位 . 五行，中醫整體芳療 / 馬克 . 吉安 .-- 初版 .--
臺北市：采實文化, 2020.03　　面；　公分
ISBN 978-986-507-091-5(平裝)

1. 芳香療法　2. 中醫理論　3. 經穴　4. 按摩

418.995　　　　　　　　　　　　　　　　　109000847